ABHANDLUNGEN DER DEUTSCHEN AKADEMIE
DER WISSENSCHAFTEN ZU BERLIN

Klasse für Medizin
Jahrgang 1958 Nr. 1

SYMPOSION ÜBER AKTUELLE FRAGEN DER ANÄSTHESIOLOGIE

VOM 11. BIS 13. MÄRZ 1957
IN DER DEUTSCHEN AKADEMIE DER WISSENSCHAFTEN ZU BERLIN

Zusammengestellt und herausgegeben von
Dr. LOTHAR BARTH
Leiter der Anästhesieabteilung und des Laboratoriums
für Anästhesiologie der Geschwulstklinik
der Deutschen Akademie der Wissenschaften zu Berlin

AKADEMIE-VERLAG · BERLIN
1959

Vorgelegt von Hrn. Lohmann in der Gesamtsitzung vom 20. Juni 1957
Zum Druck genehmigt am gleichen Tage, ausgegeben am 10. Dezember 1958

Erschienen im Akademie-Verlag GmbH, Berlin W 8, Mohrenstraße 39

Lizenz-Nr. 202 · 100/725/59
Satz und Druck: Druckhaus „Maxim Gorki", Altenburg
Bestell- und Verlagsnummer: 2001/58/III/1
Preis: DM 13,50
Printed in Germany
ES 17 G

VORTRÄGE UND DISKUSSIONEN
AUF DEM SYMPOSION ÜBER AKTUELLE
FRAGEN DER ANÄSTHESIOLOGIE
VOM 11. BIS 13. MÄRZ 1957
IN DER DEUTSCHEN AKADEMIE DER
WISSENSCHAFTEN ZU BERLIN

BILDQUELLENVERZEICHNIS

Abb. 2 aus REIN, F. H. u. SCHNEIDER, M.: Physiologie des Menschen, Springer-Verlag 1955
Abb. 3 aus BRÜNER, H., HÖRNICKE, H. u. STOFFREGEN, J.: „Anaesthesist", 4, 43–45, 1955
Abb. 4 aus BRÜNER, H., HÖRNICKE, H. u. STOFFREGEN, J.: Dtsch. med. Wschr. 484–489, 1955
Abb. 5 aus BRÜNER, H., HÖRNICKE H. u. STOFFREGEN, J.: Anaesthesist 4, 43–45, 1955
Abb. 6 aus BRÜNER, H., HÖRNICKE, H. u. STOFFREGEN, J.: Dtsch. med. Wschr., 484–489, 1915
Abb. 7 aus STOFFREGEN, J.: Klin. Wschr. 424, 1956
Abb. 8 aus STOFFREGEN, J.: Klin. Wschr. 34, 422–426, 1956
Abb. 9 aus STOFFREGEN, J.: Lehrbuch der Anaesthesiologie von FREY, HÜGIN u. MAYRHOFER u. Mitarb., Springer-Verlag 1955
Abb. 10 a aus STOFFREGEN, J.: Klin. Wschr. 422–426, 1956
Abb. 10 b aus STOFFREGEN, J.: Anaesthesist 6, 28–29, 1957
Abb. 13 a u. b aus DÖNHARDT, A.: „Künstliche Dauerbeatmung", Springer-Verlag 1955
Abb. 14 aus STOFFREGEN, J. und OEHMIG, H.: Langenbecks Arch. u. Dtsch. Z. Chir., 824, 451–455, 1956 (Kongreßbericht Dtsch. Ges. Chir. 1956)
Abb. 16 aus STOFFREGEN, J. u. OEHMIG, H.: Langenbecks Arch. u. Dtsch. Z. Chir., 284, 451–455, 1956 (Kongreßbericht Dtsch. Ges. Chir. 1956)
Abb. 17 aus OEHMIG, H. u. STOFFREGEN, J.: Anaesthesist, 6, 40–42, 1957 (Kongreßbericht Zürich. Anaesthesist. Kongreß 1956)
Abb. 21 aus BRÜNER, H., HÖRNICKE, H. u. STOFFREGEN, J.: Durchblutungsmessungen an einzelnen Lungenlappen bei einphasischer und Wechseldruckbeatmung, Anaesthesist, 4, 43, 1955)
Abb. 33 aus KILLIAN, H. u. DÖNHARDT, A.: Wiederbelebung, G. Thieme-Verlag, Stuttgart, 1955
Abb. 34 aus KILLIAN, H. u. DÖNHARDT, A.: Wiederbelebung, G. Thieme-Verlag, Stuttgart, 1955
Abb. 35 aus KILLIAN, H. u. DÖNHARDT, A.: Wiederbelebung, G. Thieme-Verlag, Stuttgart, 1955
Abb. 36 aus KILLIAN, H. u. DÖNHARDT, A.: Wiederbelebung, G. Thieme-Verlag, Stuttgart, 1955
Abb. 44 nach BERGMANN, H., aus Mschr. f. Ohrenhk. u. Laryngo-Rhinol, 91, 104, 1957 (mit frdl. Genehmigung d. Verlages Urban & Schwarzenberg, Wien)
Abb. 45 nach BERGMANN, H., aus Mschr. f. Ohrenhk. u. Laryngo-Rhinol, 91, 104, 1957 (mit frdl. Genehmigung d. Verlages Urban & Schwarzenberg, Wien)

VORWORT

Die vorliegende Schrift enthält Referate und Diskussionsreden des vom 11. bis 13. März 1957 im Plenarsaal der Deutschen Akademie der Wissenschaften zu Berlin (DAdW) abgehaltenen Symposions über aktuelle Fragen der Anästhesiologie.

Diese Veranstaltung stand unter dem Patronat des Sekretars der Klasse für Medizin der DAdW, Herrn Professor Dr. Dr. K. Lohmann. Ausgeführt und ins Leben gerufen wurde sie von der Anästhesieabteilung der Geschwulstklinik der DAdW. Ihre Entstehung verdankt sie aber letztlich einer Idee unseres ärztlichen Direktors, Herrn Professor Dr. H. Gummel, welcher damit erneut sein reges Interesse an der Förderung unserer jungen Fachwissenschaft unter Beweis stellte.

Im Gegensatz zu den jährlichen Fachkongressen, denen es gewöhnlich an Gelegenheit zur offenen Aussprache mangelt, wurde bei diesem Konvent ein anderer Weg beschritten. Im Vordergrund unserer Zusammenkunft stand die *Diskussion*. Dazu waren namhafte Fachwissenschaftler des In- und Auslandes eingeladen, welche unserem Ruf bereitwilligst Folge leisteten und die Mühe einer langen Anreise nicht scheuten. Dafür sei ihnen an dieser Stelle nochmals sehr herzlich gedankt.

Vier Themen standen zur Debatte:

1. *Künstliche Beatmung*,
2. *Reanimation*,
3. *Sauerstoff oder Luft als Vehikel für Inhalationsnarkotika?* und
4. *Zirkulationsunterbrechung für operative Eingriffe am offenen Herzen.*

Jedes dieser Themen wurde durch ein Referat eingeleitet, welches die Diskussionsgrundlage bildete. Die sich daran anschließenden Debatten waren außerordentlich lebhaft und — dank reger Beteiligung des aus verschiedenen Fachrichtungen zusammengesetzten Teilnehmerkreises — auch erfreulich vielseitig.

Da sich die Diskussion nicht in Form von präparierten Reden, sondern aus dem Stegreif abspielte, war dieses Unternehmen ein Experiment. Dem Interesse am Stoff und dem Echo entsprechend, welches die Ausführungen der Diskussionsredner bei der Versammlung fanden, erschien eine Veröffentlichung jedoch angebracht. Dies geschieht hiermit nicht allein in der Absicht, die aufgeworfene Problematik einem größeren Interessentenkreis zugänglich zu machen, sondern neben dem Inhalt soll auch die Form dieser Tagung als wirksame Fortbildungsmethode zur Geltung kommen. Leider lassen sich das Attraktive des lebendigen Wortes und der persönliche Eindruck der Diskussionsredner nicht zu Papier bringen. Bei Überarbeitung der Tonbandmanuskripte wurde aber versucht, möglichst situationsgetreu zu verfahren. So ist zu hoffen, daß diese Aufzeichnungen etwas von der Lebendigkeit und Spannung, die über dem Ganzen lagen, ahnen lassen.

Der mühevollen Aufgabe, die während der Tagung aufgenommenen Tonbänder abzuschreiben, gingen meine beiden Mitarbeiterinnen, Fräulein Höpfner und Fräulein Bernstein, mit wahrem Feuereifer zu Leibe. Ihnen gilt daher mein ganz besonderer Dank. Aber auch den

Technikern der DAdW, die trotz ungewöhnlicher Umstände einwandfreie Tonbandaufnahmen zu Wege brachten, bin ich sehr zu Dank verpflichtet. Weiter möchte ich den Damen des Organisationsbüros der DAdW, Frau KMEZIK und Fräulein WROBLEWSKI, für ihre ausgezeichnete und aufreibende Tätigkeit vor und während der Veranstaltung herzlich danken. Mein Dank gilt auch Herrn Professor Dr. Dr. K. LOHMANN, dem Sekretar der Klasse für Medizin der DAdW, und Herrn Professor Dr. H. GUMMEL, dem ärztlichen Direktor unserer Klinik, welche der Ausgestaltung des Symposions jede Unterstützung zuteil werden ließen. Schließlich verdanke ich meinen ärztlichen Mitarbeitern, Frau Dr. KONOW, Herrn Dr. KRONSCHWITZ und Herrn Dr. MEYER, wertvolle Hilfeleistung bei der Vorbereitung und Abwicklung der Tagung, wofür ich an dieser Stelle meine Dankbarkeit zum Ausdruck bringen möchte.

Berlin, im Oktober 1957 Lothar BARTH.

INHALT

DISKUSSIONS-TEILNEHMER

Patronat:

Prof. Dr. Dr. med. K. Lohmann (Berlin)

Sekretar der Klasse für Medizin der Deutschen Akademie der Wissenschaften zu Berlin, Direktor des Arbeitsbereiches Biochemie im Institut für Medizin und Biologie, Berlin-Buch.

Prof. Dr. med. H. Gummel (Berlin)

Direktor des Arbeitsbereiches Klinische Medizin im Institut für Medizin und Biologie der Deutschen Akademie der Wissenschaften zu Berlin.

Leitung des Symposions:

Dr. med. L. Barth (Berlin)

Oberarzt, Leiter der Anästhesieabteilung und des Laboratoriums für Anästhesiologie der Geschwulstklinik der Deutschen Akademie der Wissenschaften zu Berlin.

Teilnehmer:

H. Bergmann: (Linz, Österreich)

Primarius, Dr. med., Vorstand des Institutes für Anästhesiologie, Allgemeines öffentliches Krankenhaus der Stadt Linz/D.

H. Bertram (Berlin)

Dr. med., wissenschaftlicher Assistent, Chirurgische Klinik der Humboldt-Universität, Charité, Berlin.

H. J. Brandt (Berlin)

Dr. med., Landes-Tuberkulose-Krankenhaus Heckeshorn, Berlin-Wannsee.

E. S. Bücherl (Berlin)

Privat-Dozent, Dr. med. habil., Chirurgische Klinik der Freien Universität, Berlin.

R. Frey (Heidelberg)

Prof. Dr. med., Leiter der Anästhesieabteilung, Chirurgische Universitätsklinik, Heidelberg.

A. H. Frucht (Berlin)

Dozent, Dr. med. habil., Direktor des Institutes für Angewandte Physiologie, Akademie für Sozialhygiene, Arbeitshygiene und Ärztliche Fortbildung, Berlin-Lichtenberg.

H. Fürniss (Lübeck)

Oberingenieur, Dräger-Werk, Lübeck.

W. Gündel (Berlin)

Diplom-Physiker, Leiter der physikalisch-medizinischen Kreislaufforschungsstelle, Berlin.

M. H.: son HOLMDAHL (Uppsala, Schweden)

Dozent, Dr. med., Leiter der Anästhesieabteilung, Akademiska Sjukhuset, Uppsala, Schweden.

B. HÖLSCHER (Berlin)

Dr. med., wissenschaftlicher Assistent, Chirurgische Klinik der Freien Universität, Berlin.

W. HÜGIN (Basel, Schweiz)

Privat-Dozent Dr. med., Leiter der Anästhesieabteilung, Chirurgische Universitätsklinik, Bürgerspital, Basel, Schweiz.

O. JÜNGLING (Berlin)

Dr. med., Chefanästhesist, Städtisches Krankenhaus im Friedrichshain, Berlin.

O. JUST (Berlin)

Privat-Dozent, Dr. med. habil., Oberarzt, Leiter der Anästhesieabteilung, Chirurgische Klinik der Freien Universität, Berlin.

C. KERRINNES (Leipzig)

Dr. med., Oberarzt, Leiter der Anästhesieabteilung, Chirurgische Klinik der Karl-Marx-Universität, Leipzig.

H. KOHLER (Berlin)

Dr. med., Oberarzt, Chirurgische Klinik, Städtisches Krankenhaus im Friedrichshain, Berlin.

P. KOKKALIS (Berlin)

Prof. Dr. med., Leiter der Arbeitsgruppe für experimentelle Kreislaufchirurgie, Deutsche Akademie der Wissenschaften zu Berlin.

H. KRONSCHWITZ (Berlin)

Dr. med., Anästhesist, Deutsche Akademie der Wissenschaften zu Berlin, Anästhesieabteilung der Geschwulstklinik Berlin-Buch.

A. KUKOWKA (Greiz)

Prof. Dr. Dr. med., Direktor des Krankenhauses und der Poliklinik Greiz (Thüringen), Vorsitzender des Poliomyelitisausschusses der DDR.

O. MAYRHOFER (Wien, Österreich)

Dozent, Dr. med. habil., Leiter der Anästhesieabteilung, II. Chirurgische Universitätsklinik, Wien, Österreich.

M. MEYER (Berlin)

Dr. med., Anästhesist, Deutsche Akademie der Wissenschaften zu Berlin, Anästhesieabteilung der Geschwulstklinik Berlin-Buch.

G. NEUHAUS (Berlin)

Dr. med., wissenschaftlicher Assistent, I. Medizinische Klinik der Freien Universität, Berlin.

F. POPPELBAUM (Stralsund)

Dr. med., Oberarzt, Leiter der Anäshesieabteilung, Bezirkskrankenhaus West, Stralsund.

J. STOFFREGEN (Göttingen)

Dr. med., Leiter der Anästhesieabteilung, Chirurgische Universitätsklinik, Göttingen.

M. ZINDLER (Düsseldorf)

Dr. med., Leiter der Anästhesieabteilung, Chirurgische Klinik der Medizinischen Akademie, Düsseldorf.

BEGRÜSSUNG

K. LOHMANN:

Es ist mir eine besondere Freude, meine sehr verehrten Damen und Herren, Sie heute zu dem Symposion über aktuelle Fragen der Anästhesiologie in den Räumen der Akademie begrüßen zu dürfen. Mein Gruß gilt vor allem unseren westdeutschen Gästen und den Gästen aus dem Ausland, aus Österreich, Schweden und der Schweiz, und besonders Herrn Professor FREY, dem Schriftführer der Deutschen Gesellschaft für Anästhesiologie.

Die Anästhesie, speziell die Narkose, ist etwas, was man als einen Segen der Menschheit bezeichnen kann, vielleicht im Gegensatz zur Chirurgie, einem, sit venia verbo, notwendigen Übel. — Bei der Durchsicht der Geschichte der Anästhesie fand ich, daß wir gewissermaßen in diesem Jahre das 110jährige Jubiläum der wissenschaftlichen Anästhesiologie mit der Einführung des Chloroforms durch FLOURENS, der Tierversuche gemacht hatte, und mit der Anwendung des Chloroforms beim Menschen durch SIMPSON begehen dürfen. Allerdings waren schon vorher Narkosen mit Äther und vor allen Dingen mit Lachgas in Amerika und England ausgeführt worden, die sich aber, da die Arbeiten z. T. nicht veröffentlicht wurden, sowie durch Mißerfolge — ich erinnere hier an die Tragödie von WELLS mit dem Lachgas — nicht durchsetzen konnten. Diese pulmonare Anästhesie ist dann im Laufe der 110 Jahre vor allen Dingen eine Domäne der englisch-amerikanischen Forschung gewesen, während sich in Deutschland die parapulmonare Anästhesie mit SCHLEICH, BRAUN u. a., ich erinnere an BIER, KIRSCHNER usw., in erster Linie durchgesetzt hat.

Wenn diese Anästhesie zunächst nur *neben* der Chirurgie herlief, ist sie in den letzten Jahrzehnten, vor allen Dingen nach Einführung der Intubationsnarkosen und der Muskelrelaxantien, in immer stärkerem Maße eine Spezialwissenschaft geworden, die gleichzeitig auch die Entwicklung der Chirurgie gefördert und ihre Möglichkeiten in entscheidender Weise erweitert hat. Die so weit entwickelte Chirurgie der heutigen Zeit ist ohne die moderne Anästhesie und ohne die Asepsis und Antisepsis nicht denkbar.

Zur Vertiefung der Wissenschaft der Anästhesiologie beizutragen, ist nun Ihre Aufgabe, die Aufgabe des heutigen und morgigen Tages, und dazu wünsche ich Ihnen jeden Erfolg.

EINFÜHRUNG

L. Barth:

Meine Damen und Herren!

Ich möchte Sie ebenfalls herzlich willkommen heißen und Ihnen für das durch Ihre zahlreiche Teilnahme zum Ausdruck gebrachte Interesse an unserer Veranstaltung Dank sagen. Insbesondere möchte ich den zur Diskussion aufgeforderten Herren dafür danken, daß sie unserer Einladung bereitwilligst Folge geleistet und die Mühe einer sehr langen Anreise nicht gescheut haben.

Wir haben ein Gremium von Fachleuten zusammengerufen, welches die zur Diskussion gestellten Fragen debattieren wird. Jedes der im Programm aufgeführten Themen wird durch ein Einführungsreferat eingeleitet und anschließend in freier Rede erörtert. An der Diskussion kann sich jeder von Ihnen beteiligen. Im Interesse eines geordneten Ablaufes der Debatte möchte ich Sie jedoch bitten, Diskussionsmeldungen auf den vor Ihnen liegenden Zetteln einzutragen und an den jeweiligen Vorsitzenden weiterzuleiten. Der Vorsitzende hat die Aufgabe, die Diskussion nach gewissen Gesichtspunkten zu lenken.

Alle Reden und Diskussionsbemerkungen werden auf Tonband aufgenommen, um einer späteren Veröffentlichung zugänglich zu sein. Das soll Sie nicht am Sprechen hindern. Denn im Falle einer Veröffentlichung wird Ihnen selbstverständlich Ihr Diskussionsbeitrag zur Korrektur zugesandt. Dabei ist dann auch Gelegenheit, etwas, was man später nicht mehr aufrechterhalten zu können glaubt, wieder zu streichen.

Glücklicherweise haben sich zur Abhaltung der verschiedenen Einführungsreferate sehr bekannte Experten zur Verfügung gestellt. Herr Stoffregen wird über das Thema *Künstliche Beatmung* referieren und Herr Just über das Thema *Reanimation*. Über die Frage *Sauerstoff oder Luft als Vehikel für Inhalationsnarkotica* wird Herr Hügin sprechen. Das Einführungsreferat zu dem letzten Thema *Zirkulationsunterbrechung für operative Eingriffe am offenen Herzen* wird in zwei Abschnitten von Herrn Zindler und Herrn Bücherl vorgetragen.

Dankenswerterweise hat sich Herr Holmdahl bereit erklärt, den Vorsitz für das Thema *Reanimation* zu führen. Herrn Mayrhofer möchte ich bitten, den Vorsitz für das *Thema 3* zu übernehmen, und Herr Frey ist so freundlich, die Diskussion über unser *4. Thema* als Vorsitzender zu leiten. Für das 1. Thema möchte ich den Vorsitz behalten und nunmehr Herrn Stoffregen bitten, das Wort zu ergreifen und uns eine Diskussionsgrundlage für das Gebiet *Künstliche Beatmung* zu geben.

Thema I

KÜNSTLICHE BEATMUNG

Vorsitz: L. BARTH

J. STOFFREGEN:

Meine Damen und Herren!

Dieses Relief (Abb. 1) aus der Zeit der XVIII. Dynastie (1545 bis 1350 v. Chr.) steht in der Glyptothek in Kopenhagen. Es zeigt den Torwächter Ruma, seine Frau Ama und den Sohn Ptah-m-hab, wie sie der Mondgöttin Astarte Opfergaben darbringen.

Für uns interessant ist an diesem $3^1/_2$ Jahrtausende alten ägyptischen Bild das rechte Bein des Ruma, das so sehr von der zu jener Zeit üblichen Darstellung abweicht, daß die Annahme berechtigt erscheint, der Künstler habe besonderen Wert auf die Wiedergabe dieser auffallenden Anomalie gelegt: das Bein ist dünn und verkürzt, der Fuß steht in typischer Spitzfußstellung — Merkmale, die mit einer gewissen Wahrscheinlichkeit als Residuen einer überstandenen Kinderlähmung zu werten sind.

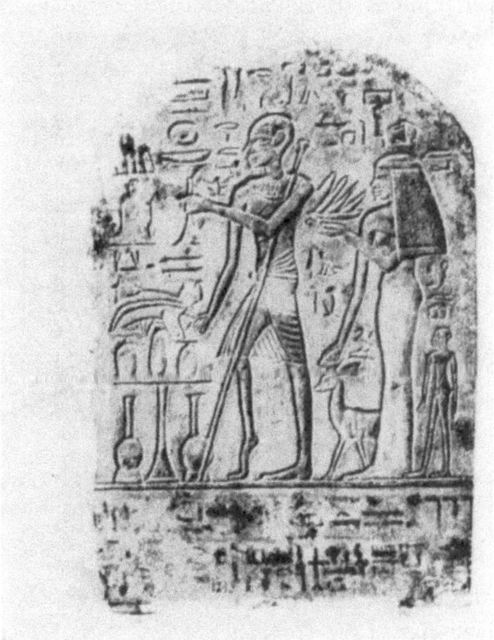

Abb. 1. Denkstein aus der Zeit der 18. Dynastie

3300 Jahre vergingen, bis UNDERWOOD in London 1784 die erste uns bekannte sichere Beschreibung der Poliomyelitis verfaßte — eine Veröffentlichung, der von seinen ärztlichen Zeitgenossen wenig Beachtung geschenkt wurde. Erst wieder 60 Jahre später, 1840, berichtete der Cannstadter Orthopäde Jakob VON HEINE über „23 Beobachtungen über Lähmungszustände". Damit wurde der Grundstein zur Erforschung und Behandlung dieser Viruskrankheit gelegt, die bis auf den heutigen Tag das Interesse der wissenschaftlichen Medizin nicht wieder verloren hat.

Was uns hier beschäftigen soll, ist die Atemlähmung, die folgenschwerste Komplikation der Poliomyelitis. Das Erlernen ihrer Behandlung schuf eine der wesentlichen Voraussetzungen der modernen Intubationsnarkose: mit dem Überwindenlernen dieser *ungewollten* Paralyse der Atmung verlor sich auch die Furcht vor der *gewollten* Curare-Atemlähmung.

Die Anfänge der künstlichen Beatmung reichen weit zurück. So ist von PARACELSUS VON HOHENHEIM überliefert, daß er asphyktischen Kranken die Lungen durch ein in den Mund eingeführtes Rohr aufblies, das mit einem Blasebalg verbunden war. 1555 benutzte VESAL die gleiche Methode, um thorakotomierte Hunde am Leben zu erhalten, deren Brustsitus studiert werden sollte.

Es scheint fast so, als habe die praktische Medizin in den letzten 400 Jahren — trotz aller Fortschritte durch das Übertragen naturwissenschaftlich-exakter Arbeits- und Denkweise auf fast allen Gebieten der Forschung und Therapie — für die künstliche Beatmung im Prinzip nicht allzuviel hinzugelernt. Letzten Endes bedeutet das Drücken des Anästhesisten auf den Atembeutel nichts anderes, als was diese großen Meister unseres Faches im Mittelalter auch schon taten: das *Insufflieren der Lunge mit Überdruck*, „intermittent positive pressure breathing".

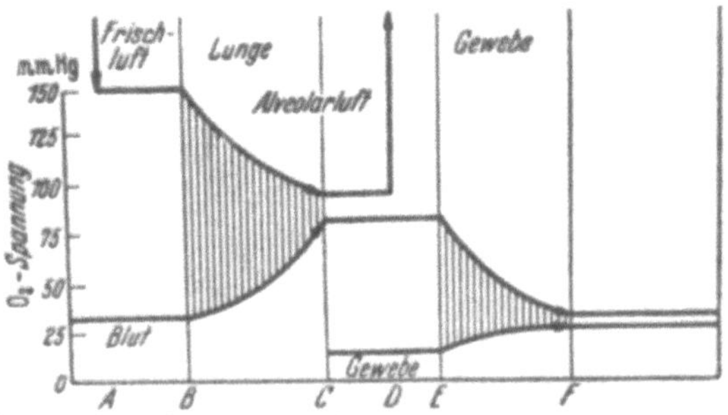

Abb. 2. Die O_2-Druckgefälle zwischen Lungenluft und Blut einerseits (A—B) und Blut und Gewebe (C—E) gleichen sich während des Blutdurchflusses durch die Lungen (B—C) bzw. Gewebe (E—F) einander an, indem unter Wirkung der Gefälle Sauerstoff ins Blut bzw. ins Gewebe hinüberdiffundiert. Die Aufrechterhaltung dieser beiden Gefälle und ihre Ausnützung zur Sicherung des Sauerstoffbedarfes der Gewebe ist der Zweck der gesamten Atmungsvorgänge, an denen sich Lungen, Blut und Kreislauf beteiligen müssen.

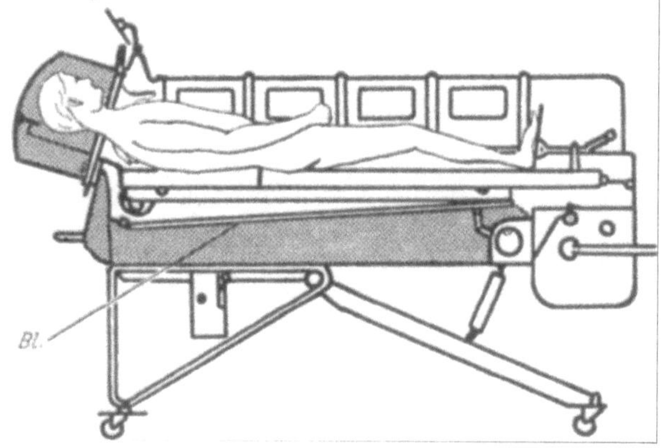

Abb. 3. Längsschnitt durch eine Eiserne Lunge. Der Domteil ist durch Grautönung vom Kammerteil unterschieden

Natürlich ist die *Aufgabe der Atmung* die Belüftung der Lungen, oder spezieller gesagt: die *dauernde Auffrischung der Alveolarluft*. Dabei gehorcht der Gaswechsel zwischen Lunge und Blut bzw. Blut und Gewebe physikalischen Gesetzen, die im wesentlichen eine Funktion des jeweiligen Gasdruckgefälles darstellen. Rein hat das für den Sauerstoff schematisch aufgezeichnet (Abb. 2):

Durch die Differenz im Partialdruck gleichen sich die unterschiedlichen Sauerstoffspannungen während des Blutdurchflusses durch die Lunge (B—C) bzw. das Gewebe (E—F) einander an, indem unter Wirkung der Gefälle O_2 ins Blut, ins Gewebe diffundiert. Bestände der Gaswechsel nur in der Aufnahme des Sauerstoffs, so wären für den unter Grundumsatzbedingungen ruhenden Menschen (mit normalem Alveolarepithel) in einer sauerstoff*reichen* Atmosphäre keine Atembewegungen notwendig. Allein durch die O_2-Aufnahme des Blutes („Haemoglobinpumpe") entsteht ein Druckgefälle von der Trachea zu den Alveolen, durch das genügend Sauerstoff nachströmt, um den Bedarf des Körpers zu decken. Diese sogenannte *Diffusionsatmung* wird in Wirklichkeit aber nur für etwa 15 Minuten ohne Schaden ertragen, weil für den Abtransport der Kohlensäure ein ähnlicher Mechanismus nicht besteht. Also *dienen die Atembewegungen — in Ruhe — in erster Linie der CO_2-Elimination*. Dem Blut als Transportorgan obliegt die Aufgabe, den auf die Lunge lokalisierten Gasaustausch mit der Atmosphäre auf alle Körperzellen auszudehnen („*metabolische Verknüpfung von Atmung und Kreislauf*").

Aber daneben besteht noch eine andere Beziehung zwischen beiden, das ist die *hämodynamische Kopplung von Atmung und Kreislauf*. Darunter versteht man die mit den Atembewegungen zwangsläufig verbundenen Rückwirkungen auf den Blutkreislauf: der intrathorakale Druck wird bei jeder spontanen Einatmung erniedrigt und kehrt am Ende der Atemphase zu seiner Ausgangslage zurück. Dieser negative Inspirationsdruck bewirkt eine aktive Kreislaufförderung, „*durch die Trachea wird Luft und durch die Hohlvene Blut in den Brustraum hineingesogen*".

Diesen natürlichen Ventilationsvorgang wirksam für längere Zeit zu imitieren, ist praktisch nicht möglich, und zwar im Prinzip nicht. Wohl können wir in durchaus optimaler Weise den alveolären Luftwechsel bewerkstelligen, aber immer nur für den Preis der *völligen Umkehrung der hämodynamischen Verknüpfung:* an Stelle des inspiratorischen Unterdruckes im Thorax erzeugen wir bei der künstlichen Einatmung einen Überdruck[1]. Das läßt sich auch so ausdrücken: die Spontanatmung erfolgt *ohne* ein transthorakales Druckgefälle (der Druck über der Mund- und Nasenöffnung, über dem Tubusende, über der Trachealkanäle ist genauso groß wie der Druck über der Thoraxoberfläche), während ein solches transthorakales Druckgefälle für die künstliche Einatmung Voraussetzung ist (der Druck über Mund und Nase ist höher als der Druck über der äußeren Thoraxwand).

Diese Erkenntnis erscheint uns heute selbstverständlich. Dabei ist es noch nicht lange her, daß man durchaus anderer Auffassung war: Sie alle kennen die Eiserne Lunge (Abb. 3), ein

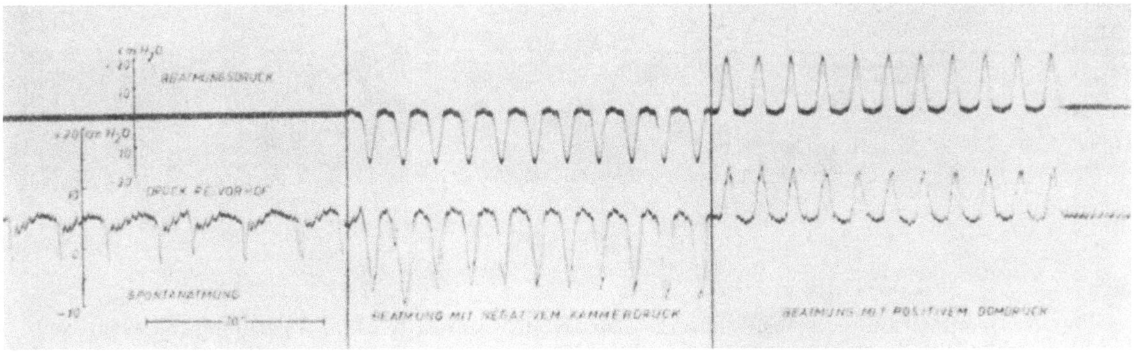

Abb. 4. Spontanatmung — Beatmung mit negativem Kammerdruck — Beatmung mit positivem Domdruck (falsches Registrierverfahren!)

Beatmungsgerät, das lange Zeit für das Optimum der künstlichen Beatmung gehalten wurde. In seiner modernen Form erlaubt es zwei verschiedene Beatmungsverfahren, man nannte das „Unterdruck-" bzw. „Überdruck"-Beatmung: einmal die eigentliche Kammerbeatmung dadurch, daß sich der Blasebalg bei der Inspiration nach unten bewegt und auf diese Weise einen Unterdruck über der Körperoberfläche erzeugt; zum anderen eine Beatmung über den Dom, dabei wird durch die gleiche Bewegung des Blasebalges der Luftdruck über Mund und Nase erhöht. Man glaubte tatsächlich, daß die „thorakale" Kammerbeatmung im Gegensatz zur „trachealen" Dombeatmung physiologischer sei, da jetzt ähnlich wie bei der Spontanatmung durch den „Zug" des negativen Kammerinnendruckes von außen her der Brustkorb geweitet, und so die Luft in die Patientenlunge „hineingesogen" würde. Auch an Beweisen für diese irrige Vorstellung hat es nicht gefehlt, ich möchte Ihnen ein solches Beispiel zeigen (Abb. 4). Diese Abbildung vergleicht die Spontanatmung mit der Kammerbeatmung und Dombeatmung. Die obere Kurve ist der Beatmungsdruck, die untere der Druck im rechten Vorhof als Ausdruck des intrathorakalen und des interpleuralen Druckes. Bei der Spontanatmung (linker Teil) wird inspiratorisch der Druck im Thorax erniedrigt, bei der trachealen Beatmung (Dom, rechter Teil) inspiratorisch erhöht. Im mittleren Teil, bei der

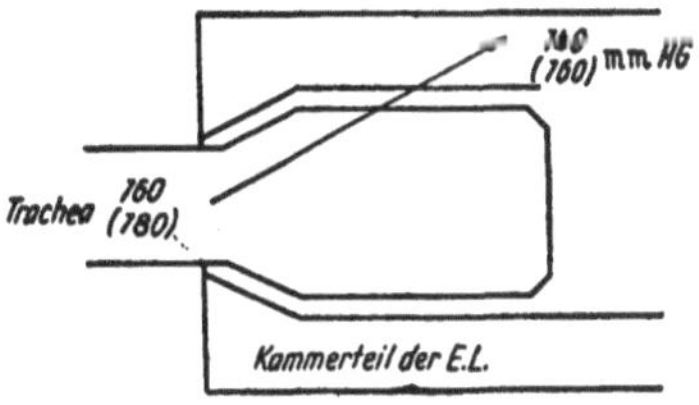

Ab. 5. Gleiche Richtung und Größe des transthorakalen Druckgefälles während der Überdruckeinatmung bei Kammer- und Dombeatmung (eingeklammerte Zahlen = Dombeatmung).

[1] Einzige Ausnahme von dieser Regel ist die elektrophrenische Beatmung, die aber für die Praxis nicht zu verwenden ist, weil die Nerv-Muskelverbindung sehr rasch refraktär und die Beatmung insuffizient wird.

Kammerbeatmung in der Eisernen Lunge, sind die Druckzacken im rechten Vorhof ebenso wie die Inspirationszacken bei der Spontanatmung nach unten gerichtet, also offenbar der natürlichen Atmung gleich. Das das falsch sein muß, zeigt ein einfaches Schema (Abb. 5). Es soll den Thorax darstellen mit Lunge und Trachea, die Umrandung deutet das Gehäuse der Eisernen Lunge an. Das eine Mal wird der Druck über der Trachea von 760 auf 780 mm Hg erhöht, der Druck über der Thoraxoberfläche bleibt atmosphärisch (Trachealbeatmung), das andere Mal wird der Druck über der Körperoberfläche erniedrigt auf 740 mm Hg, der Druck über der Trachealöffnung bleibt atmosphärisch (Kammerbeatmung). *In beiden Fällen* — und das allein ist entscheidend — *ist bei der Einatmung der Druck in der Lunge höher als über der Körperoberfläche.* Das transthorakale Druckgefälle (der Pfeil) geht von innen nach außen, von der Trachea durch die Lunge zur Thoraxoberfläche.

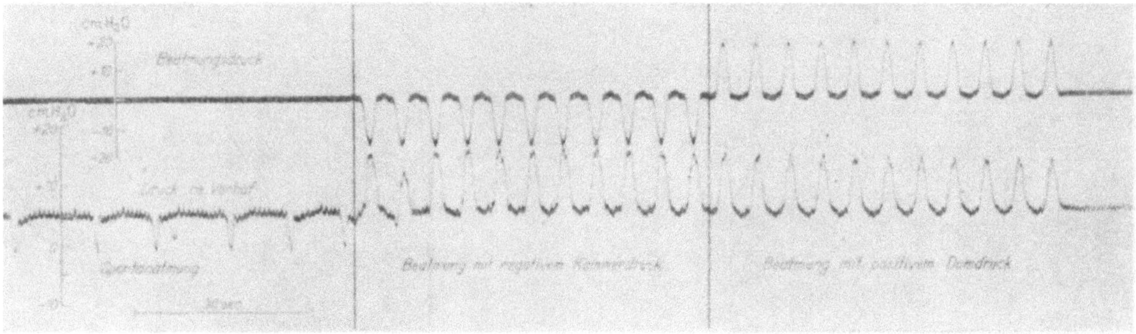

Abb. 6. Spontanatmung — Beatmung mit negativem Kammerdruck — Beatmung mit positivem Domdruck

Abb. 6 zeigt noch einmal den gleichen Versuch wie eben, jetzt sind im Gegensatz zur Spontanatmung die *Druckzacken im rechten Vorhof auch bei der Kammerbeatmung nach oben gerichtet* und genau so groß wie bei der trachealen Überdruckbeatmung. Des Rätsels Lösung: im ersten Beispiel wurde eine falsche Bezugsebene gewählt, das Manometer stand *außerhalb* der Eisernen Lunge und registrierte die intrathorakalen Druckänderungen gegen den *konstanten Atmosphärendruck.* Im zweiten Beispiel wurde der allein maßgebliche (den tatsächlichen hämodynamischen Verhältnissen entsprechende) jeweilige *Kammerinnendruck in Differenz zum Vorhofdruck* geschrieben, das Manometer stand also *in* der Eisernen Lunge. — Dieses Experiment zeigt aber noch etwas Wichtiges: wenn Sie bei der künstlichen Beatmung die absolute Größe der Druckänderungen in der Trachea mit der Größe der jeweiligen Druckänderung im rechten Vorhof vergleichen (auf dem linken Bildrand ist die Eichung aufgezeichnet), dann sind die Druckzacken im Vorhof nur halb so groß wie in der Trachea. Dieser Unterschied zwischen „delta P“ in der Trachea und „delta P“ im Pleuraraum, die sogenannte *Drucktransmission,* ist eine Folge des elastischen Widerstandes von Thoraxwand und Lunge, zu dessen Überwindung ein Teil der für die Beatmung aufgewandten endotrachealen Druckänderung verbraucht wird. Aber — und auch das ist ein weiterer Unterschied zur Spontanatmung — diese Transmission ist nicht nur ein Ausdruck der Brustkorbwand- und Lungenelastizität, sondern enthält darüber hinaus einen zusätzlichen unphysiologischen Widerstand. Bei der Überdruckeinatmung wird die Lunge vom Hilus, vom Zentrum her zur Peripherie hin aufgebläht. Man darf sich vorstellen, daß dabei die peripheren Lungenalveolen im Bereich ihrer terminalen Bronchioli, denen ja das knorpelige Stützgerüst fehlt, durch die schon geblähten zentralen Alveolen einen mehr oder weniger hohen Kompressionsdruck erleiden, der auf ihnen lastet und der durch die Insufflation als zusätzlicher Widerstand überwunden werden muß. Das haben theoretische Überlegungen, vor allem von Altmann, wahrscheinlich gemacht. Schließlich spielt diese Drucktransmission eine wesentliche Rolle bei der Frage einer möglichen Ödembildung durch negative Endotrachealdrucke, besonders wenn diese den Wert von minus 20 cm WS wesentlich überschreiten (künstlicher Hustenstoß, s. unten).

Angesichts der betrüblichen Feststellung, daß die *künstliche Beatmung im Prinzip unphysiologisch* ist, hat es vor allem in den letzten fünf Jahren nicht an Bemühungen gefehlt, diese Unphysiologie auf ihr mögliches Mindestmaß zu reduzieren. Die wesentlichste Verbesserung war die Einführung der *negativen Trachealdruckphase während der Ausatmung*. Damit wurde die Hemmung des venösen Rückflusses zum rechten Herzen in der Einatemphase durch eine Rückflußförderung während der Ausatemphase wettgemacht. Die Beatmung wurde zweiphasisch: Druck-Saug-Beatmung, „positive - negative pressure breathing". Diese hämodynamischen Zusammenhänge veranschaulicht recht gut eine graphische Darstellung von HÖRNICKE nach Meßwerten von BARACH, BECK, SEANOR u. GATES (Abb. 7).

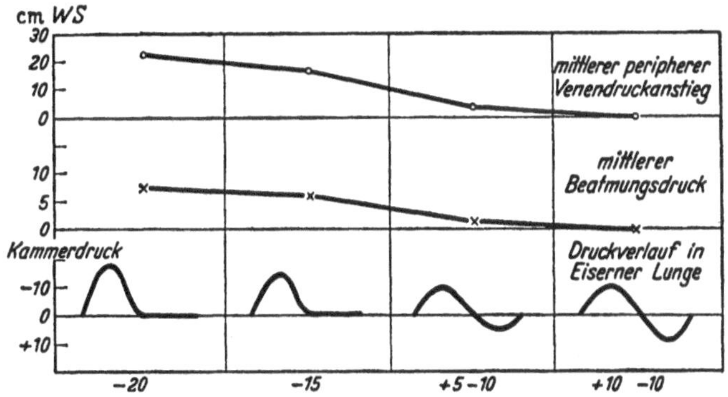

Abb. 7. Zusammenhang zwischen peripherem Venendruckanstieg, mittlerem Beatmungsdruck und jeweiliger Verlaufskurve des Beatmungsdruckes. Das gleiche gilt (s. Text) für die direkte Trachealbeatmung, wenn die Vorzeichen auf der Ordinate des Druckverlaufs umgekehrt werden. (Darstellung nach HÖRNICKE auf Grund der Meßwerte von BARACH, BECK, SEANOR und GATES.)

Je mehr die negative Druckamplitude der positiven Druckamplitude angeglichen wird, um so günstiger werden die Kreislaufverhältnisse. Der *mittlere Beatmungsdruck* — das Integral der Druckverlaufskurve — *sinkt* von seinem positiven Maximaldruck bei der einphasischen Überdruckbeatmung kontinuierlich ab *auf den Wert Null* in dem Augenblick, wo dieser negative Ausatmungsdruck genau so groß ist wie der positive Einatmungsdruck. Wir haben diesen Sonderfall der zweiphasischen Beatmung *Wechseldruckbeatmung* genannt. Parallel dazu sinkt natürlich der mittlere zentrale (= intrathorakale) und der periphere (= extrathorakale) Venendruck ab, der im zentralen Bereich wegen der 50 prozentigen Drucktransmission jeweils die Hälfte des mittleren Beatmungsdruckes ausmacht, und der ebenfalls im Augenblick der Wechseldruckbeatmung den physiologischen Normalwert erreicht.

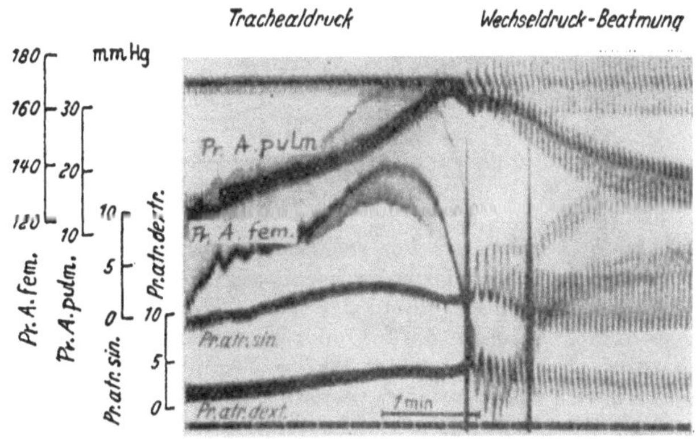

Abb. 8. Kreislaufveränderungen unter Asphyxie beim Hund in Morphin-Pernoctonnarkose bei Curare-Atemlähmung. Rasche Erholung des zusammengebrochenen Kreislaufes unter Wechseldruckbeatmung (Erklärung im Text). (Gemeinsame Versuche mit HÖRNICKE)

Das therapeutische Ergebnis ist überzeugend: Sie sehen hier (Abb. 8) den Kreislaufzusammenbruch unter Asphyxie bei einem Curare-atemgelähmten Hund in Morphin-PernoctonNarkose. Nach einer Phase des kontinuierlichen Druckanstieges in der Art. pulmonalis und Art. femoralis (infolge der zunehmenden Hypoxie) kommt es schließlich zum Herzversagen, nämlich dann, wenn das hypoxische Myokard diesem Widerstandshochdruck nicht mehr gewachsen ist und versagt[1]:

[1] Obwohl nicht eigentlich Gegenstand dieser Versuche, ist doch der gesetzmäßige zeitliche Ablauf dieser Herzinsuffizienz bis zum völligen Versagen so interessant, daß er hier nicht unerwähnt bleiben soll. Sie sehen,

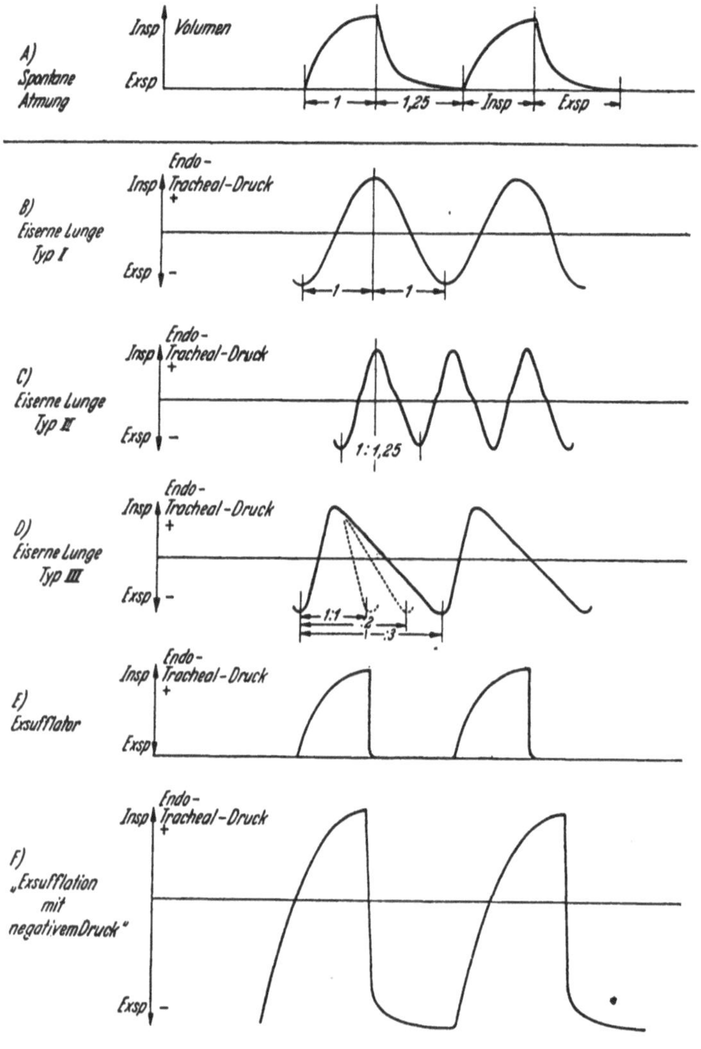

Abb. 9. Beatmungsdruckkurven verschiedener Beatmungsgeräte

Die Vorhofsdrucke rechts und links steigen an, beide arterielle Drucke fallen rasch und parabelförmig gegen Null.

Beim Lichtsignal setzt die künstliche Beatmung ein — zunächst mit einer Frequenz von 12, die beim zweiten Lichtsignal auf 18 Min. erhöht wird —, und schon 40 bis 60 Sekunden später haben alle vier Drucke — Art. pulm., Art. femoralis, rechter und linker Vorhof — ihren normalen Ausgangswert wieder erreicht. Das ist nur zum geringsten Teil eine Folge des Wiedereinsetzens der Ventilation, in erster Linie ist es der *Erfolg der hämodynamisch optimalen Wechseldruckbeatmung.* Eine derartige Wiederbelebung ist mit der einphasischen Überdruckbeatmung — also z. B. mit einer Atembeutelbeatmung — nicht möglich, im Gegenteil, man würde den Zusammenbruch des Kreislaufes nur beschleunigen.

Nach diesem ermutigenden Erfolg war der Gedanke naheliegend, die Unphysiologie der künstlichen Beatmung durch *Veränderungen der Druckverlaufskurve* selbst wei-

daß das linke Herz *vor* dem rechten Herzen versagt, in diesem Beispiel — das wahllos aus einer Reihe von gleichartigen Registrierungen herausgegriffen ist — etwa 35—40 Sekunden eher. Das ist ein sehr auffälliger Befund, gilt doch allgemein der rechte Ventrikel wegen seiner um die Hälfte geringeren Muskelmasse als „leistungsschwächer" als der linke Ventrikel (im Mittel 28,5 bzw. 54% der Herzmuskelmasse). Bedenkt man überdies, daß es infolge der Hypoxie zu einem Widerstandshochdruck im großen und kleinen Kreislauf kommt, und daß dieser Druckanstieg in der Aorta nur 50% ausmacht (von 120 auf 180 mm Hg) gegenüber einem solchen von 200% in der Art. pulmonalis (von 15 auf 45 mm Hg), dann scheint dieses primäre Linksversagen vollends unerklärlich. Auch von anderen Untersuchern, die auf verschiedene Weise — z. B. Taeschler, Rothlin, Cerletti und Fernandez mit Pentobarbital, Dinitrophenol, Meesmann u. Schmier mit Chloroform — eine generelle muskuläre Herzinsuffizienz erzeugten, wurden ähnliche Beobachtungen gemacht. Das gilt ebenso für das innervierte Herz im intakten Organismus wie auch für das denervierte Herz-Lungen-Präparat. Dabei steigt als typisches Charakteristikum der hämodynamischen Insuffizienz zunächst der (Füllungs-) Druck in den Vorhöfen, und zwar unabhängig voneinander als gradueller Indikator für jede Herzhälfte gesondert. In jedem Fall — ein gesundes Herz vorausgesetzt — steigt der Druck im linken Vorhof eher und mehr an als im rechten. — Worin liegt nun der Grund für dieses scheinbar paradoxe Phänomen? Sicher ist die Kapillarisierung rechts und links qualitativ gleich, darüber liegen anatomische Untersuchungen vor. Somit bleibt nur übrig, eine *funktionelle* Differenz in der Kompensationsbreite der Blutversorgung anzunehmen, die für das linke Herz eine relativ geringere Belastungs-Mehrdurchblutung postuliert als für das rechte, das über die größere „Coronarreserve" verfügt. Das primäre Linksversagen des Herzens in der Asphyxie ist demnach „auf eine vorzeitige Erschöpfung seiner Coronarreserve" zurückzuführen, „wenn die (kompensatorischen) Mehrdurchblutungen in den Coronarien mit der Abnahme der O_2-Spannung nicht mehr Schritt halten können" (Meesmann u. Schmier).

ter zu verbessern. Und in der Tat waren auch diese theoretischen und experimentellen Bemühungen erfolgreich. Zunächst verlängerte man die Exspirationsphase. Die bis dahin sinusförmige Beatmung wurde so abgeändert, daß an Stelle des symmetrischen Atemzeitverhältnisses von 1:1 das Verhältnis von Inspirationszeit zu Exspirationszeit wie bei der Spontanatmung dem normalen Mittelwert von 1:1,25 entsprach. Leider war das ein Trugschluß. Das mag das nächste Bild (Abb. 9) zeigen.

Es vergleicht die schematisierte Volumenkurve (*A*) mit Druckverlaufskurven verschiedener Beatmungsgeräte (*B*—*D*) (ein solcher Vergleich ist wegen des proportionalen Zusammenhanges zwischen Volumen- und Druckänderung möglich). Bei (*B*) verläuft die Beatmungsdruckkurve in der Trachea sinusförmig, das Atemzeitverhältnis beträgt 1:1. Bei (*D*) wird dieses Verhältnis von 1:1 bis auf den Wert 1:3 zugunsten der Exspirationsphase verändert, und zwar durch eine Verzögerung der Ausatemphase. Das heißt, daß der positive Einatmungsdruck — und damit auch der erhöhte intrathorakale Druck — nach Erreichen seines Gipfelwertes *verlangsamt* abfällt. Auf diese Weise wird nicht nur der hämodynamisch so ungünstige erhöhte zentrale Venendruck unnötig lange künstlich aufrecht erhalten, sondern auch die Luftstromgeschwindigkeit während der Ausatmung überflüssigerweise noch mehr verlangsamt. Zumindest ist der erreichte Effekt gleich Null. Die hämodynamische und pneumotachographische Situation wird erst verbessert, wenn neben der verlängerten Exspirationsphase gleichzeitig der Druckverlauf so verändert wird, daß der positive Inspirationsdruck am Ende der Einatmung *steil* abfällt und asymptotisch oder parallel zur Null-Linie verläuft. Eine solche *„ideale Beatmungsdruckkurve"* sieht so aus (Abb. 10a):

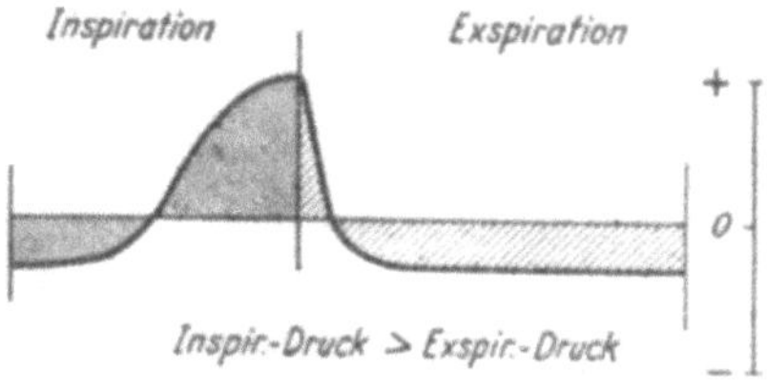

Abb. 10a. Wechseldruckbeatmung mit „idealer Druckverlaufskurve" (nach HÖRNICKE und STOFFREGEN). Bei steilem Druckabfall am Ende der Inspiration und gleichzeitig verlängerter Exspirationszeit kann trotz geringeren negativen Druckes der mittlere Beatmungsdruck = 0 gehalten werden

1. Das Atemzeitverhältnis ist zugunsten der Exspirationsphase verändert;
2. der Druck fällt am Ende der Inspiration steil ab, damit wird
3. der Ausatmungsluftstrom nicht mehr verzögert, sondern beschleunigt;
4. der negative Ausatmungsdruck kann wesentlich kleiner als der positive Einatmungsdruck gehalten werden — das ist nicht unwichtig zur Vermeidung von Luftembolien bei Operationen an thoraxnahen Venen —, und
5. *der mittlere Beatmungsdruck ist gleich Null:* die Definition der Wechseldruckbeatmung ist also erfüllt.

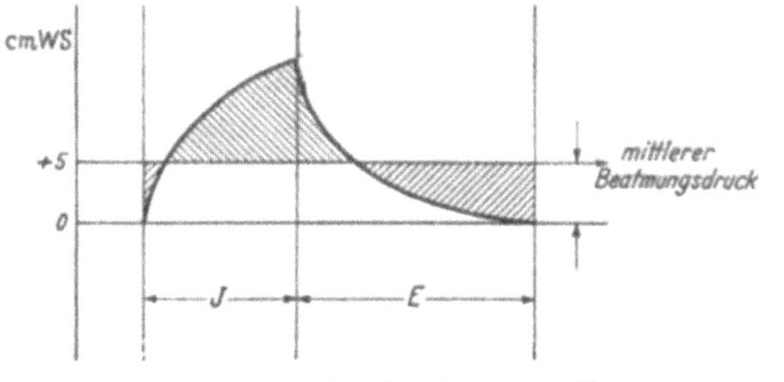

Abb. 10b. Druckverlauf bei idealer Überbeatmung (s. Text)

Ich habe Ihnen hier (Abb. 10b) diese Kurve etwas anders aufgezeichnet, um zu zeigen, daß sie praktisch die normale Spirometer-Volumenkurve der Spontanatmung (s. Abb. 9 [*A*]) proportional imitiert. Zunächst einmal ist sie die optimale Druckkurve für die einphasische Überdruckbeatmung, wie sie von COURNAND und anderen Untersuchern gefordert wird. Ihr Integral ergibt bei der IPPB je nach Amplitudenhöhe einen mehr oder weniger großen positiven Wert, der das Maximum von + 5 cm WS nicht überschreiten darf. Sie brauchen sich diese Kurve nur um das Maß des mittleren Beatmungsdruckes nach unten verschoben zu denken, um — im Prinzip — wieder die ideale Verlaufskurve der Wechseldruckbeatmung zu erhalten.

Inzwischen gibt es Beatmungsgeräte, die tatsächlich diese ideale Druckkurve der Wechseldruckbeatmung zur Grundlage haben: so ein amerikanisches Gerät von der *Stephenson*-Corporation (Abb. 11a u. b), das (leider nur unter anderem) auch unsere Idealkurve liefert. Die Abbildung 12 zeigt ein neues, eben erst entwickeltes Beatmungsgerät von Dräger — der „Spiromat" —, auch dieses frequenztreue Gerät, eine Art abgewandelter Engström-Respirator, beruht auf unserer Druckverlaufskurve.

Da wir als Anästhesisten letzten Endes für den physiologisch-funktionellen Teil der Thoraxchirurgie verantwortlich zeichnen, bleiben noch ein paar Worte zur Frage der *Thorakotomie*.

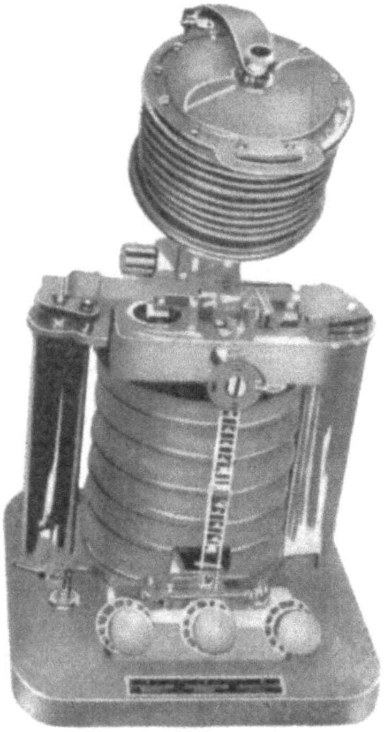

Abb. 11a. Stephenson-Respirator

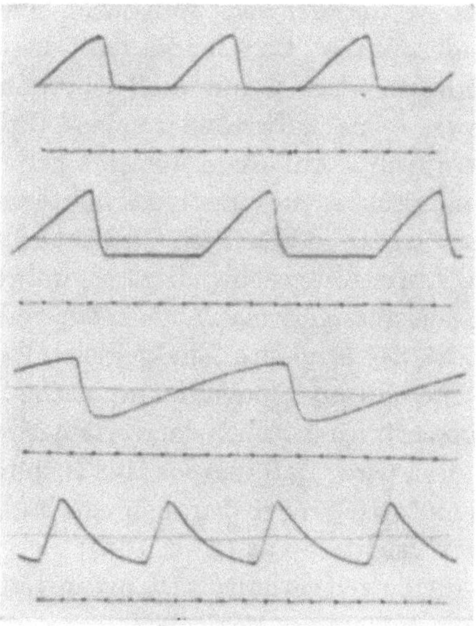

Abb. 11b. Beatmungsdruckkurven vom Stephenson-Respirator

Barth hat 1956 geschrieben, daß von der negativen Sogphase während der Exspiration für die *Hämodynamik beim offenen Thorax* keine Vorteile zu erwarten seien. Das ist natürlich richtig. Fügen wir vielleicht hinzu, daß erfreulicherweise — und konsequenterweise — beim offenen Thorax auch von der einphasischen Überdruckbeatmung keine hämodynamischen Nachteile zu befürchten sind: die Beatmungsdruckschwankungen in der Trachea wirken sich auf den intrathorakalen Druck praktisch nicht mehr aus, da die Transmission durch den breit offenen Pneumothorax jetzt nahezu 0% beträgt. Damit entspricht die Kreislaufsituation durch die einphasische (Atembeutel-)Beatmung beim thorakotomierten Patienten weitgehend derjenigen bei der Wechseldruckbeatmung beim geschlossenen Thorax. Das ist doch ganz beruhigend. Allerdings gelingt es aus dem gleichen Grunde (offener

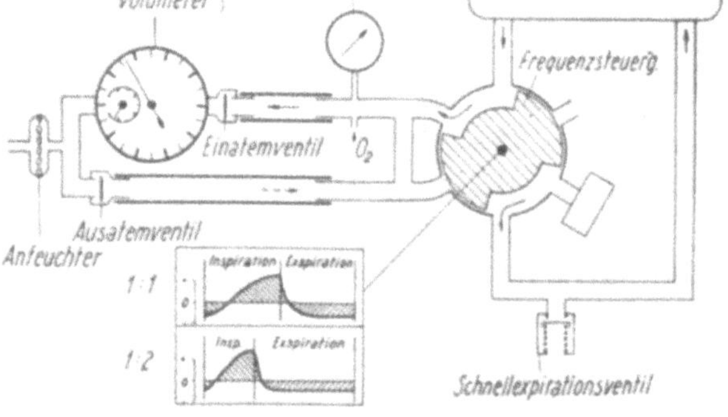

Abb. 12. Spiromat (schematische Darstellung)

Thorax) nicht, die kreislauffördernde Wirkung der Spontanatmung zu erreichen. Eine gewisse Hilfe bedeutet die TRENDELENBURGsche Lage mit einem Neigungswinkel von etwa 15°, auf diese Weise wird das venöse Druckgefälle hydrostatisch wieder in Richtung auf das Herz versteilt. Wir sollten uns dieser Möglichkeit auch bedienen, wenn immer beim offenen Thorax die Kreislaufsituation nicht befriedigend ist.

Und noch etwas ist wichtig: BARTH hat in Scheveningen über Untersuchungen berichtet, die sich mit der Frage der *seitendifferenten Ventilation bei der einseitigen Thorakotomie* befaßten. Er hat gefunden, daß die Belüftung auf der eröffneten Seite wesentlich besser ist als auf der kontralateralen Lunge. Das liegt an der Abnahme der Residualluftmenge in der während der Exspirationsphase teilkollabierten Lunge mit entsprechend verbessertem Gaswechsel. BARTH hat das damals in einem Gleichnis ausgedrückt, das ich hier wiederholen möchte: „Man stelle sich nur vor, zwei verschmutzte Teiche von verschiedener Größe sollten bei gleichem Zu- und Abfluß mit frischem Wasser gefüllt werden, und es wird klar, welchen Einfluß die Volumenverschiebung auf den normalen Gasaustausch ausübt.“ Die

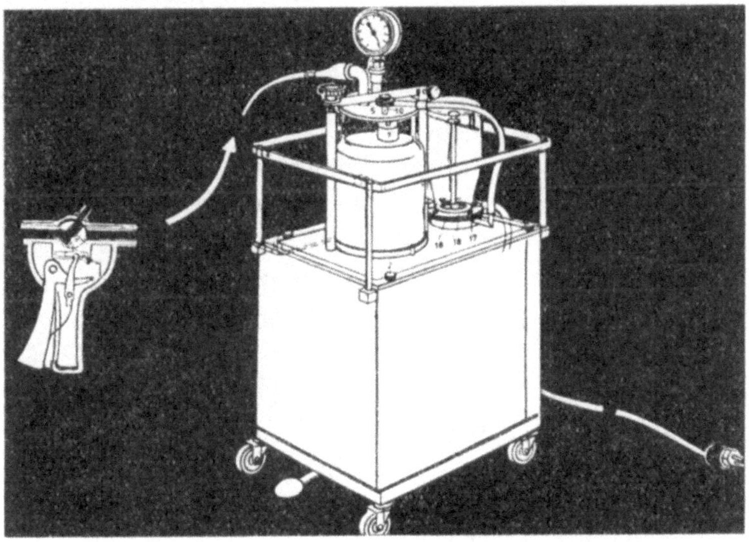

Abb. 15. Hustengerät nach STOFFREGEN u. OEHMIG

praktische Konsequenz ist die, daß die operierte Lunge im Augenblick der Ausschaltung aus der Zirkulation auch aus dem Beatmungskreis herausgenommen werden muß — durch Blocken oder Abklemmen des Hauptbronchus —, im anderen Falle wird eine solche nicht mehr durchblutete (aber weiter beatmete) Lunge zu einem ungeheuren Totraum, der durch Hyperventilation kaum zu kompensieren ist, da seine größere Elastizität — die Abnahme des Elastizitätsmoduls — und seine größere Exkursionsfähigkeit eine ausreichende Beatmung der gesunden (also hier jetzt durchbluteten) Seite verhindern würde.

Zum Schluß möchte ich Ihnen noch etwas sagen über die *Bedeutung des Beatmungsdruckverlaufes im Hinblick auf die pneumotachographischen Verhältnisse* in den Luftwegen. Diese Überlegungen und Untersuchungen mußten schließlich zwangsläufig zu der Entwicklung von Verfahren führen, die *künstliche Hustenstöße* zum Ziele hatten.

Dies (Abb. 13a) ist ein Bronchogramm von DÖNHARDT bei einem 12jährigen Jungen in normaler Rückenlage: die Trachea bildet mit der Horizontalen einen Winkel von 8°, der beim Unterlappenbronchus sogar 28° erreicht. Noch ungünstiger sind die Abwinkelungen von der Horizontalen beim Erwachsenen: so z. B. (Abb. 13b) bei einem 54jährigen Mann mit einer Emphysemlunge. Die Luftwege sind insgesamt um 23° geneigt. Das Bronchialsekret müßte also bergauf fließen. Da es das nicht tut, entwickeln sich bei allen atemgelähmten Patienten über kurz oder lang Bronchopneumonien, Atelektasen, Gasaustauschstörungen, also Komplikationen, die in einem recht hohen Prozentsatz am letalen Ausgang einer Dauerbeatmung schuld sind.

Den Anfang dieser Entwicklung machte BARACH mit seiner Hustenkammer („Coughing Chamber"), eine abgewandelte Eiserne Lunge, bei der am Ende des maximalen (negativen) Einatmungsdruckes ein Ventil in der Kammerwand — ähnlich wie der Verschluß einer photographischen Kamera — schlagartig geöffnet wurde und so den Beatmungsdruck steil auf Null zurückgehen ließ. Die Erfolge waren über Erwarten gut.

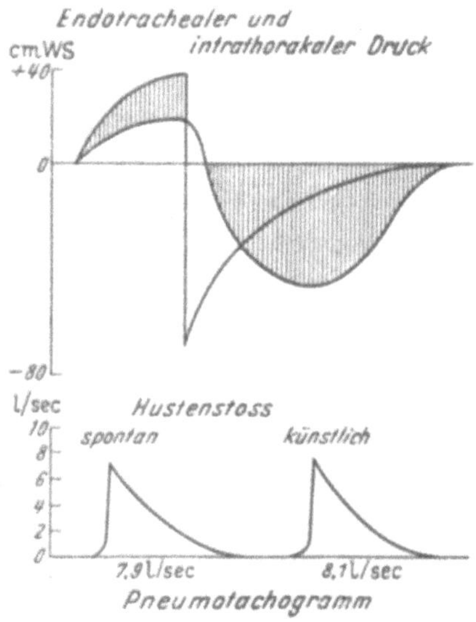

Abb. 16. Pneumatochogramm bei spontanem u. künstlichem Hustenstoß, Vorhof- und Trachealdrucke

Wir selber haben vor zwei Jahren ein Hustengerät entwickelt (STOFFREGEN und OEHMIG), das den meisten von Ihnen schon bekannt sein dürfte. Die Abb. 14 zeigt eine Thoraxübersichtsaufnahme bei einem curarisierten und narkotisierten Hund. Das eine Mal (linkes Bild) ist der rechte Bronchialbaum mit Kontrastmittel ausgegossen, das andere Mal (rechtes Bild) ist das Bronchialsystem praktisch frei. Wir haben nichts getan, als den intubierten Hund dreimal mit unserem Gerät zu behusten.

Hierzu brauchten wir nur die beiden für den spontanen Hustenvorgang wesentlichen Vorgänge künstlich zu wiederholen: wir mußten

1. eine *Druckdifferenz erzeugen*, und
2. eine *künstliche Glottis bauen*, also ein schnell öffnendes Ventil.

Die Druckdifferenz liefert der normale Operationssauger (Abb. 15), ein Vakuumgefäß von 5 Litern Inhalt mit einem dosierten Unterdruck von etwa 200 cm WS. Dieses Vakuum wird durch einen Atemschlauch über das pistolenähnliche Ventil mit der Trachea des Patienten verbunden. Dabei entsteht eine hohe, mundwärts gerichtete Luftstrombeschleunigung, Sekrete und Fremdkörper werden ebenso wie beim spontanen Hustenstoß mit herausgerissen.

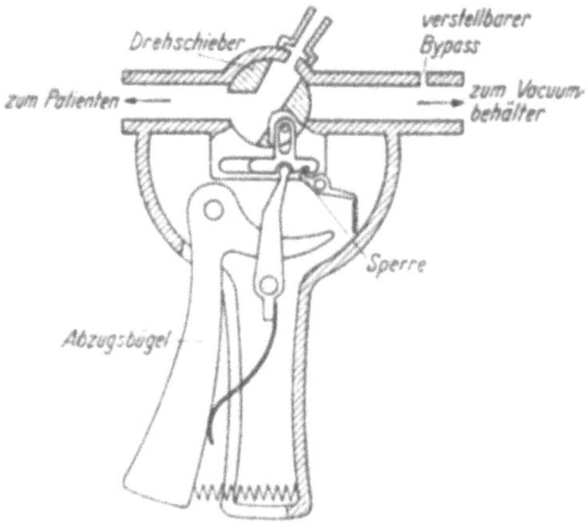

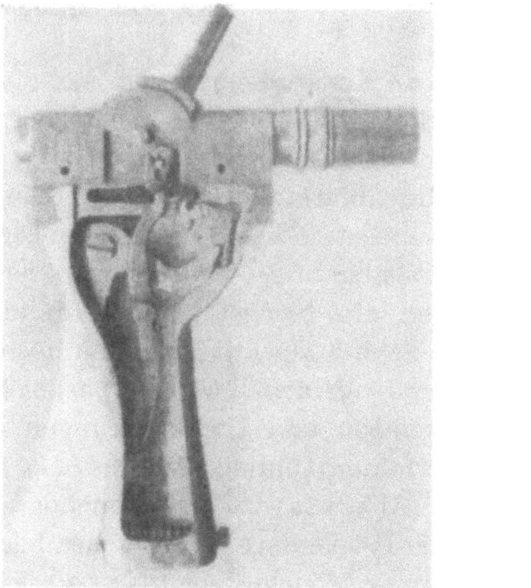

Abb. 17. a Schnittzeichnung des Hustengerätes. b Gesamtansicht des Ventils nach Abnahme der Verschlußplatte. Lauf und Hahnküken können durch einen Schwalbenschwanzverschluß leicht vom übrigen Gerät isoliert und sterilisiert werden

Die Abbildung 16 zeigt schematisch den Druckverlauf in der Trachea (äußere Kurve) und synchron dazu den Druckverlauf im rechten Vorhof, also gewissermaßen im Thoraxraum, im Pleuraspalt. Auf diese Weise wird die Transmission besonders deutlich. Darunter sind die Pneumotachogramme beim spontanen und beim künstlichen Hustenstoß mit unserem Gerät aufgezeichnet, die beiden Kurven sind nahezu kongruent, die maximale Luftstrombeschleunigung beträgt etwa 8 Liter/Sekunde.

Das Ventil ist sehr einfach (Abb. 17), es besteht im wesentlichen aus einem eingebauten Dreiwegehahn und aus einer vorgespannten Feder, die beim Betätigen des Abzugsbügels eine Sperrklinke öffnet und so in etwa $^{5}/_{100}$ Sekunden die Kommunikation zwischen Operationssauger und Trachea herstellt. — Inzwischen hat das DRÄGER-Werk dieses Gerät, das wir „TUSSOMAT" genannt hatten, nachgebaut, schematisch sieht das so aus (Abb. 18): Ein Gefäß wird von einer Pumpe bis zu einem bestimmten Druck evakuiert (variabler By-Pass als Vakuum-Sicherheitsventil). Das eigentliche Ventil — der vorgespannte Dreiwegehahn — wird mit einem Konus an den Tubus bzw. an die Trachealkanüle angeschlossen.

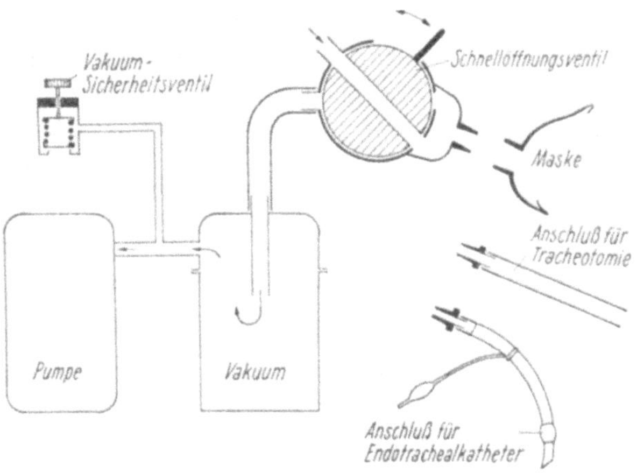

Abb. 18. Tussomat (schematische Darstellung) nach STOFFREGEN/OEHMIG

Das Lungenparenchym wird durch diese negativen Druckimpulse in den oberen Luftwegen *nicht geschädigt*, darüber liegen exakte Untersuchungen von HÖRNICKE vor, der Meerschweinchen mit negativen Endotrachealdruckstößen von 100 bis 300 mmHg — das entspricht dem 4fachen unserer Druckwerte! — bis zu 20mal innerhalb von 10 Minuten mit unserer Hustenpistole „behustet" hat, ohne daß sich histologisch oder bei Feuchtigkeitsbestimmungen der Lungen signifikante Unterschiede zu unbehandelten Kontrolltieren gefunden hätten. — Eine relative Druckzunahme in den Lungenkapillaren — die Voraussetzung für mechanisch entstehende Lungenödeme — ist nicht zu erwarten, weil die Transmission negativer Drucke dieser Größenordnung nahezu 100% erreicht. (Die Transmission negativer Drucke auf den Pleuraraum ist grundsätzlich größer als die positiver Drucke, nach gemeinsamen Versuchen beträgt sie beim Hund in einem Bereich von 0—20 mmHg 70—80%.)

Ich möchte Ihnen abschließend einen kurzen *Film* zeigen, dessen Aufnahme mir Herr Professor JANKER in Bonn mit seiner *röntgenkinematographischen Kamera* freundlicherweise ermöglicht hatte. Zuerst sehen Sie einen bronchographierten Patienten, der auf Aufforderung wiederholt hustet. Ich bitte Sie, vor allem auf die gut sichtbare Änderung der Herzfigur in Abhängigkeit vom dynamischen intrathorakalen Druck zu achten, auch auf den Bewegungsablauf der Trachea, der optisch als „peristaltische Welle" imponiert. (Diese scheinbare Peristaltik ist in Wahrheit 1. eine Folge von Turbulenzerscheinungen und 2. ein „BERNOULLI-Effekt".) Daran anschließend werden Sie den linken Unterlappen eines Hundes sehen, der bis zur Atemlähmung curarisiert, narkotisiert und intubiert ist. Die Bronchialwege werden mit Kontrastmittel gefüllt und dann künstlich leer gehustet.

Wir glauben, daß auf diese Weise das therapeutische Problem der verschleimten Luftwege bei atemgelähmten Patienten gelöst wurde, die bisherigen klinischen Erfahrungen lassen diese Hoffnung berechtigt erscheinen.

LITERATURAUSZUG

ALTMANN, K.: Experimentell-morphologische Untersuchungen über die Beziehungen zwischen der Lungencapillarweite und dem Lungendehnungsgrad. Z. ges. exp. Med. **122**, 516—548 (1954).
ALTMANN, K.: Experimentelle Untersuchungen über das Verhalten der Lungengefäße bei künstlicher Lungendehnung. Verh. d. Anat. Gesellsch. 14.—17. 4. 1953.
ALTMANN, K.: Experimente und Überlegungen zur Frage des Pleuradruckes. Z. ges. exp. Med. **125**, 196—224 (1955).
BARK, J.: Säure- und Basengleichgewicht bei kontrollierter Atmung. Anaesthesist **1**, 187—180 (1952).
BARTH, L.: Die alveolaren Ventilationsverhältnisse bei intermittierender Überdruckbeatmung während intrathorakaler Operationen. Thoraxchirurgie **3**, 451—460 (1956).
BRÜNER, H., H. HÖRNICKE u. J. STOFFREGEN: Die Einwirkung verschiedener Beatmungsverfahren, insbesondere der Eisernen Lunge, auf den Kreislauf. Dtsch. med. Wschr. **1955**, 484—489.
BRÜNER, H., H. HÖRNICKE u. J. STOFFREGEN: Durchblutungsmessungen an einzelnen Lungenlappen bei einphasischer und Wechseldruck-Beatmung. Anaesthesist **4**, 43—45 (1955).
BÜCHERL, E.: Die Bedeutung des intrabronchialen bzw. intraalveolären Druckes für die Haemodynamik. Anaesthesist **6**, 224, (1957).
CERLETTI, A., E. FERNANDEZ u. M. TAESCHLER: Helv. physiol. pharmacol. Acta **11**, C/13 (1953).
FREY, R., W. HÜGIN u. O. MAYRHOFER u. Mitarb.: Lehrbuch der Anaesthesiologie. Springer 1955.
HÖRNICKE, H. u. J. STOFFREGEN: Vergleich von Überdruck-Beatmung und Wechseldruck-Beatmung im Tierexperiment. Langenbecks Arch. u. Dtsch. Z. Chir. **283**, 185—192 (1956) (außerdem erschienen in Curr. Research. Anaesth. and Analges. 1956, Kongreßbericht Scheveningen).
MEESMANN, W. u. J. SCHMIER: Kreislaufdynamische Untersuchungen bei Schädigungen des ganzen Herzens. Pflügers Archiv **261**, 32—40 (1955).
OEHMIG, H. u. J. STOFFREGEN: Experimentelle Untersuchungen und klinische Erfahrungen mit einem neuen Hustengerät. Anaesthesist **6**, 40—42 (1957) (Kongreßbericht Zürich. Anaesth. Kongr. 1956).
REIN, F. H. u. M. SCHNEIDER: Physiologie des Menschen. Springer 1955.
ROTHLIN, E., TAESCHLER, M. u. A. CERLETTI: Schweiz. med. Wschr. **1955**, 754.
STOFFREGEN, J.: Hämodynamische Veränderungen bei der künstlichen Atmung (Dauerbeatmung). Klin. Wschr. **34**, 422—426 (1956).
STOFFREGEN, J.: Anaesthesist **6**, 28—29 (1957) Kongreßbericht Zürich. Anaesth. Kongr. (1956).
STOFFREGEN, J.: Diskussionsbemerkung zu: F. POPPELBAUM: Wechseldruckbeatmung unter Apnoe bei geschlossenem und offenem Thorax. Anaesthesist **6**, 28—29 (1957). Kongreßbericht Zürich. Anaesth. Kongr. (1956).
STOFFREGEN, J.: Luftembolie und Wechseldruckbeatmung (Fragekasten). Anaesthesist **6**, 156 (1957).
STOFFREGEN, J. u. H. OEHMIG: A New Apparatus to induce Coughing and Expectoration. Curr. Research. Anaesth. and Analges. 1956 (Kongreßber. Internat. Anaesth. Kongr. in Scheveningen 1955).
STOFFREGEN, J.: Über ein neues Gerät zur Erzielung künstlicher Hustenstöße. Langenbecks Arch. u. Dtsch. Z. Chir. **284**, 451—455 (1956) (Kongreßber. Dtsch. Ges. Chir. 1956).

Es folgte der Film „Über ein neues Gerät zur Erzielung künstlicher Hustenstöße", vorgeführt von J. STOFFREGEN[1].

DISKUSSION

L. BARTH:

Ich danke Herrn STOFFREGEN für sein ausgezeichnetes Referat. Es wird uns sicher eine breite Diskussionsgrundlage geben. Das Hauptgewicht der Ausführungen von Herrn STOFFREGEN lag auf der hämodynamischen Wirkung der künstlichen Beatmung.

Als Einleitung zur Diskussion möchte ich folgendes bemerken: Die künstliche Beatmung ist von der Spontanatmung in mehreren Punkten verschieden. Während bei Spontanatmung durch körpereigene Regulationsmechanismen drei Dinge gemeinsam gesteuert werden, nämlich O_2-Aufnahme, CO_2-Elimination und venöser Blutrückstrom zum Herzen, sind diese Vorgänge bei der künstlichen Beatmung dissoziiert:

---

[1] Nachtrag bei der Korrektur: Nach Fertigstellung des vorliegenden Beitrages hat sich ergeben, daß die Vorstellungen von ALTMANN (S. 18) auf Grund neuer Untersuchungen überholt sind.

Bei künstlicher Beatmung ist

1. die O_2-Aufnahme ins Blut weitgehend unabhängig von der Ventilation. Solange genügend O_2 im Alveolarraum vorhanden ist, wird das Blut auch während der Apnoe vollständig oxygeniert, wie wir aus den Untersuchungen über die „Diffusionsatmung" durch VOLHARD, HIRSCH, DRAPER u. WHITEHEAD und HOLMDAHL wissen.

2. Die CO_2-Elimination dagegen ist ein reines Ventilationsproblem und ausschließlich von der alveolaren Ventilation abhängig.

3. Werden, wie Sie bereits hörten, bei den in der Narkosepraxis anwendbaren künstlichen Beatmungsmethoden die intrathorakalen Druckverhältnisse umgekehrt. Dadurch wird der venöse Blutrückfluß zum Herzen gestört. Bei Anwendung von intermittierendem Überdruck kommt es zu einer Hemmung, bei der Wechseldruckbeatmung zu einer Förderung des venösen Rückstroms. Wird die intermittierende Überdruckbeatmung in einem rationellen Atemphasenzeitverhältnis durchgeführt, dann ist sie m. E. den bisherigen Formen der maschinellen Wechseldruckbeatmung in der Narkosepraxis ebenbürtig.

Für die Praxis hat die Dissoziation des Atmungseffektes insofern eine Bedeutung, als man mit Leichtigkeit eine optimale Oxygenierung des Blutes erreichen kann, ohne gleichzeitig eine genügende CO_2-Abatmung und hinreichende Zirkulationsförderung zu erhalten. Das ist außerordentlich wichtig.

Wir müssen daher die künstliche Beatmung von der hämodynamischen *und* von der respiratorischen Seite her erörtern. Zunächst wollen wir aber die hämodynamischen Probleme besprechen und erst in einem zweiten Teil der Diskussion auf den Gasaustausch eingehen.

HÄMODYNAMIK

A.-H. FRUCHT:

Voraussetzung für einen Gaswechsel in der Lunge ist ein transthorakales Druckgefälle. Keine Form künstlicher Beatmung vermag die natürlichen Verhältnisse vollkommen nachzuahmen. Mit dieser Tatsache muß man sich selbst dann nicht einfach abfinden, wenn nur die Einrichtung für reine Überdruckatmung vorhanden ist. Innerhalb jeder Beatmungsform gibt es einen weiten Spielraum zwischen dem Optimum einer möglichst geringen Behinderung des Kreislaufes und einem Pessimum. Als Indikator eignet sich die blutige Registrierung des Blutdruckes mit elektrischem Manometer. Diese ist aber bei Operationen am Menschen nicht immer durchführbar, zumindest wegen des unvermeidlichen apparativen Aufwandes. Ich möchte Sie auf die Möglichkeit hinweisen, auf indirektem Wege und mit leicht zugänglichen Mitteln während einer Operation die Wirkung der Beatmung auf den Kreislauf abzuschätzen und danach die Technik so einzustellen, daß eine möglichst geringe Behinderung erreicht wird.

Die Abbildungen 19 und 20 sind Ausschnitte aus einer Versuchsreihe, die wir gemeinsam mit einem Chirurgen, Herrn VON LUTZKI, über Schockentstehung machten. Die oberste Kurve stellt die Atemform dar, registriert an der Thoraxwand mit Infratonabnehmer nach BOUCKE-BRECHT. Im aufsteigenden Ast, der einer Exspiration entspricht, weniger deutlich im absteigenden (inspiratorischen) Ast, findet sich je ein Knick, der dem Ansprechen des nonrebreathing-Ventils entspricht. Beatmungsfrequenz 20/min im Mittel. Um die Wirkung der Beatmung auf die übrigen Vorgänge deutlich zu machen, wurde eine sehr geringe Papiergeschwindigkeit gewählt (120 mm/min), der Abstand zweier senkrechter Linien entspricht 3 sec.

Die zweite Kurve von oben, der Blutdruck, gemessen in der Art. femoralis, weist erhebliche atmungssynchrone Schwankungen auf. Die 3. Reihe entspricht dem EKG in Standardableitung II. Die obere Begrenzung ist die Hüllkurve der *R*-Zacken, die untere die der *T*-Zacken, die beim Hund normalerweise negativ sind. *Q* und *S* machen die unregelmäßige tiefschwarze breite Linie. *P*, die Vorhofzacke, ist positiv und etwa von der halben Höhe von *R*. Zwischen dem Verlauf der Hüllkurven der einzelnen *EKG*-Zacken und den Blutdruckschwankungen bestehen regelmäßige zeitliche Beziehungen im Sinne einer Korrelation. Wichtig für unseren Zusammenhang ist, daß das Maximum der Hüllkurve von *P* mit dem Maximum des systolischen Blutdruckes und das Minimum *P* mit dem Minimum des

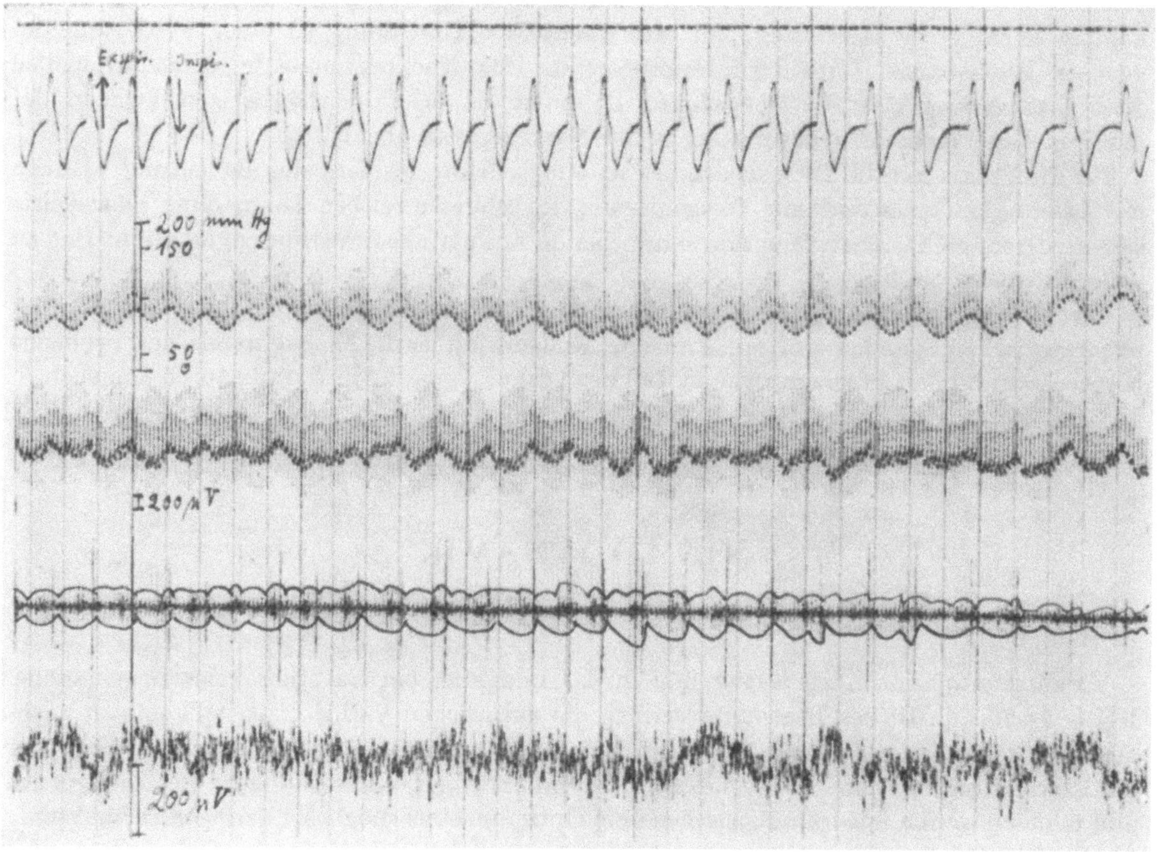

Abb. 19. Hund in Relaxans und Lokalanästhesie bei künstlicher Beatmung. Erläuterung im Text. Die Hüllkurve der Herztonschreibung ist nachträglich eingezeichnet

systolischen Blutdruckes zusammenfällt. Mit anderen Worten: Innerhalb einer Atemphase ist *P* im *EKG* bei dem Schlag am größten, der auch zum höchsten systolischen Druck führt und am niedrigsten bei dem Schlag, der zum niedrigsten systolischen Druck führt.

(Infolge der Zeitspanne, die zwischen Erregung im linken Vorhof und Eintreffen der Pulswelle an der Abnahmestelle vergeht, ergibt sich eine geringe zeitliche Differenz beider Maxima, die jedoch kleiner als eine Pulsdauer ist und in unserem Zusammenhang vernachlässigt werden kann.)

Zwischen der Hüllkurve des Phonokardiogrammes einerseits, Atmung und Blutdruck andererseits, ergeben sich keine eindeutigen Beziehungen, da bei künstlicher Beatmung die hämodynamisch bedingten Lautstärkeänderungen von anderen verdeckt werden. Die großen Ausschläge im Phonokardiogramm (4. Kurve von oben) sind Ventilgeräusche — laut im Inspirium, leiser im Exspirium. — Da sie das Phonokardiogramm infolge ihrer Kürze nicht stören und Verwechselungen mit Herztönen unmöglich sind, kann man sie als Ersatz einer Atemregistrierung verwenden, wenn es nur auf Dauer und Richtung der Atembewegung ankommt.

Die 5. Kurve der Abbildung stellt eine bipolare Ableitung des Elektrokortikogrammes dar. Sie ist infolge des sehr langsamen Papiervorschubes nicht auswertbar. Auch bei normaler Papiergeschwindigkeit sind Beziehungen des EEG oder ECG zur Atemperiode und kurz-

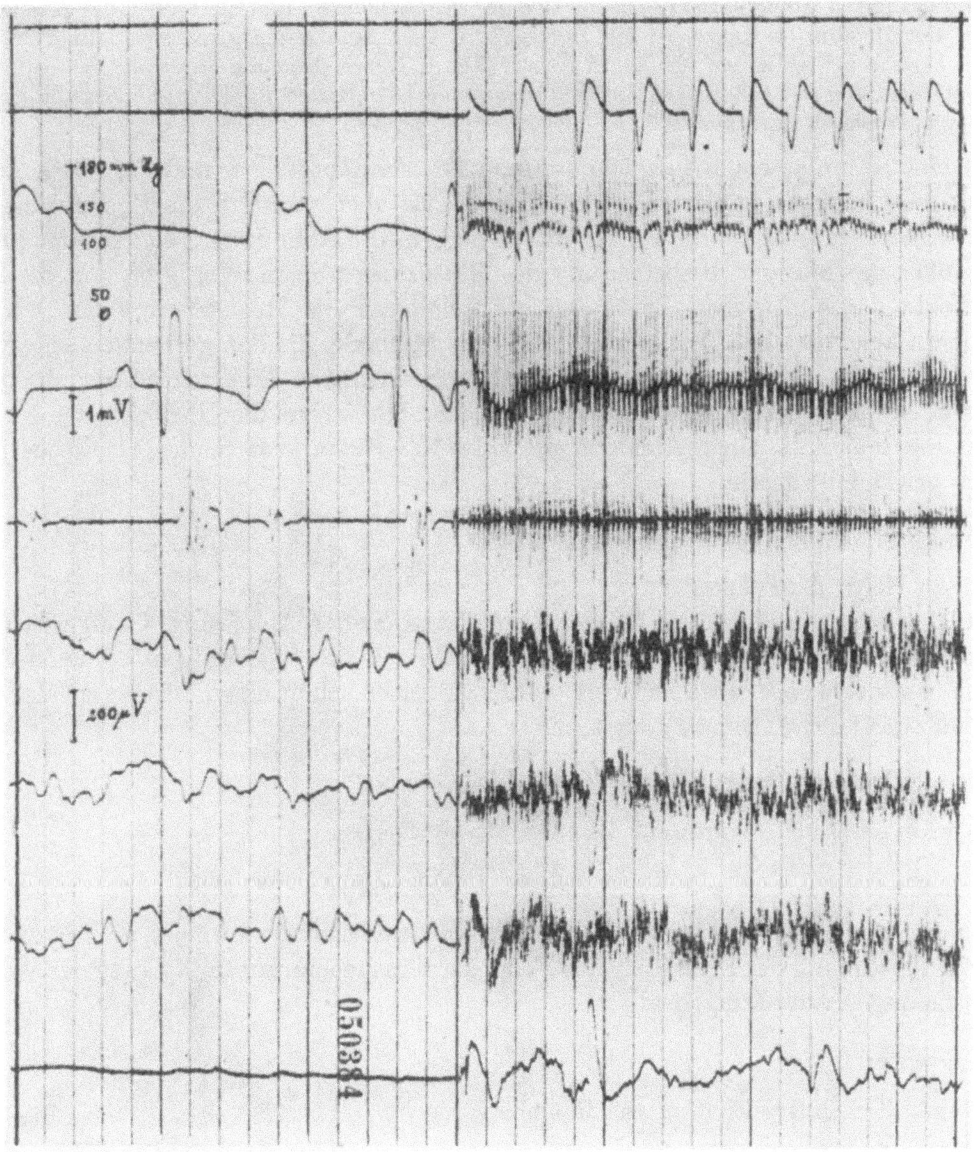

Abb. 20. Hund in Relaxans und Lokalanästhesie. Linke Abbildungshälfte mit hoher, rechte mit sehr geringer Papiergeschwindigkeit geschrieben. Erläuterung im Text

dauernden Blutdruckschwankungen nicht zu erkennen. Sie sind wegen des langen Weges zwischen Lunge und Hirnzellen und der eingeschalteten Diffusionsstrecken für die Blutgase gar nicht zu erwarten.

Abbildung 20 gibt ein Beispiel, in dem störende Einflüsse der Beatmung auf den Kreislauf nicht auftreten. Auf der linken Hälfte des Bildes ist mit sehr hoher Papiergeschwindigkeit registriert (100 mm/sec; Abstand zweier senkrechter Linien gleich 0,06 sec). Die Hüllkurve des Blutdruckes (2. Kurve von oben) weist keine atemsynchronen Schwankungen auf. Als Nebenbefund finden sich frustrane Kontraktionen, die an einer kurzdauernden Senkung des diastolischen Druckes bei Ausfall des systolischen Druckanstieges kenntlich sind. Es treten wohl noch Amplitudenänderungen von *P* im EKG auf (3. Kurve), doch sind diese langperiodisch. Nur gelegentlich bestehen schwache Beziehungen zur Atemperiodik. Die Beatmungsform war optimal unter den gegebenen Bedingungen.

(Anhand des linken Abbildungsteiles lassen sich das Schlagvolumen und die Phasen der Herztätigkeit ermitteln. Der Herzton (4. Kurve) ist mit Bandpaß für tiefe Frequenzen geschrieben. Im ECG (5. bis 7. Kurve) herrschen Frequenzen von ca. 18 Hz vor. Die 8. Kurve dient der Kontrolle der Nullinie des ECG-Verstärkers. Der rechte Teil derAbbildung ist wegen des langsamen Papiervorschubes von 2 mm/sec elektrokortikographisch nicht auswertbar.)

Selbst eine so umfassende Aufzeichnung von Kreislaufvorgängen und des EEG muß die Tätigkeit des Chirurgen keineswegs behindern. Es ist aber verfrüht, die Einführung dieser Art der Registriertechnik für die Praxis vorzuschlagen. Die Abbildungen sollen jedoch zeigen, daß es außer der blutigen Registrierung des Blutdruckes einen Weg gibt, um die Zirkulationseffekte der künstlichen Beatmung abzuschätzen: die Registrierung des EKG bei langsamem Papiervorschub. Es ist gleichzeitig die Methode, die den geringsten apparativen Aufwand benötigt (einen direktschreibenden, einkanaligen Elektrokardiographen). Die Beatmung ist hämodynamisch optimal, wenn die Hüllkurve der *P*-Zacke die geringste Schwankung innerhalb einer Atemperiode aufweist. Ein ausreichender Gaswechsel muß natürlich gewährleistet sein.

O. MAYRHOFER:

(Anfrage an Herrn STOFFREGEN)

Herrn HOLMDAHL und mir ist bei der Demonstration der Abbildung 8 aufgefallen, daß nicht angegeben war, ob dieser asphyktische Hund in Vollkurarisierung mit Sauerstoff oder mit Luft beatmet wurde. Ihre Antwort würde vielleicht schon einen Beitrag zu der Frage ‚Sauerstoff oder Luft' (Thema 3) darstellen.

J. STOFFREGEN:

Das Tier in der Abb. 8 wurde mit Zimmerluft beatmet.

M. HOLMDAHL:

Haben Sie in anderen Experimenten auch einmal mit Stickstoff ventiliert, um festzustellen, ob die Wiedererholung des Kreislaufs eine Folge der rein mechanischen Wirkung der Wechseldruckbeatmung auf die Lunge ist?

J. STOFFREGEN:

Nein, eine Stickstoffventilation wurde nicht versucht.

M. HOLMDAHL:

Es existieren aber solche Untersuchungen. BIRNBAUM und THOMPSON in Amerika haben mit Stickstoff gearbeitet und unter diesen Bedingungen ebenfalls eine Kreislaufwirkung gefunden (Surg. Gyn. and Obstetr. 75, 79, 1942 und J. Amer. Med. Assoc. **118**, 1364, 1942, sowie J. Thorac. Surg. **12**, 607, 1943).

J. STOFFREGEN:

Wenn wir eine Stickstoffventilation angefangen hätten, nachdem der Kreislauf zusammengebrochen war, wäre das Tier wenige Minuten später tot gewesen. Aber grundsätzlich müßte eine solche Beweisführung möglich sein, wenn mit der Stickstoffventilation etwas früher begonnen würde.

Natürlich ist es nicht so, daß die Wiederbelebung des praktisch zusammengebrochenen Kreislaufs *ausschließlich* eine Folge der intrathorakalen Druckänderungen bei der Wechseldruckbeatmung ist. Auch das Wiedereinsetzen der Ventilation spielt in dieser asphyktischen Situation eine nicht unwichtige Rolle. Aber zum überwiegenden Teil scheint es doch eine Frage der direkten Kreislaufwirkung durch die wechselnden intrathorakalen Drucke zu sein. Wenn Sie einphasisch beatmen, gleichgültig ob mit der Eisernen Lunge, einem Atembeutel oder einem anderen trachealen Beatmungsgerät, würden Sie den Hund mit hoher Wahrscheinlichkeit umbringen bzw. nicht wiederbeleben. Wir haben das bei einigen Hunden in vergleichbar schlechter Kreislaufsituation versucht und fast alle diese Tiere verloren, obwohl in beiden Fällen mit Luft beatmet und annähernd dasselbe Atemvolumen gegeben wurde.

Damit, glaube ich, ist die Indikation für die Wechseldruckbeatmung bei solch desolaten Kreislaufzuständen hinreichend bewiesen. Wir sollten uns bei derartig wichtigen Fragen vor aller Voreingenommenheit hüten. Entscheidend darf nicht sein, was wir glauben, sondern allein der objektive Befund, was gesehen und gemessen wurde.

E. BÜCHERL:

Ich bin der Meinung, daß ein Hund unter O_2-Mangelatmung dieselben Kreislaufeffekte zeigt, wie sie Herr STOFFREGEN vorgetragen hat. Mit Beendigung der Hypoxie und Wiedereinsetzen der Frischluftatmung normalisiert sich automatisch der Blutdruck. Man wird nicht so ausschließlich sagen können, daß die Beatmungsform die entscheidende Rolle spielt. Herr HOLMDAHL und Herr MAYRHOFER werden mir zustimmen: Nicht nur die Beatmung, sondern auch der Gasaustausch spielen für die gesamte Hämodynamik eine wesentliche Rolle. Eine Trennung der einzelnen Faktoren wird meist sehr schwierig sein.

Ferner möchte ich gern fragen: Glauben Sie, daß beim offenen Thorax der intrathorakale bzw. intraalveoläre Druck wirklich keine Rolle für den Kreislauf spielt?

Vorhin sagten Sie, bei Strumaoperationen wäre es wesentlich, daß die Kurve nicht sinusförmig verläuft, sondern einen schnellen Abfall während der Exspiration hat. Ich glaube, es müßte gerade umgekehrt sein. Die Luftembolie wird doch beim hohen intrathorakalen Druck verhindert. Wenn ich aber eine Wechseldruckbeatmung gerade bei der Strumaresektion benütze, dann habe ich den entgegengesetzten Effekt, ich sauge Luft durch die Vene an.

O. MAYRHOFER:

Auch ich möchte in die gleiche Kerbe schlagen. Mit den Ausführungen von Herrn STOFFREGEN ist vielleicht der Eindruck erweckt worden, daß für die Klinik zur künstlichen Beatmung nur die Wechseldruckbeatmung in Frage kommt. Ich glaube, daß man da wohl unterscheiden muß zwischen einer lang fortgesetzten künstlichen Beatmung einerseits, für die sicherlich, wegen der ungünstigen Kreislaufwirkung die intermittierende einphasisch positive Beatmung ausgesprochen schlecht ist, und einer kurzen künstlichen Beatmung andererseits, wie wir sie bei Operationen benötigen. Da sind wir doch eigentlich viele Jahre hindurch recht gut mit der Balgbeatmung bzw. der Beatmung vom Narkoseapparat her, die eine einphasisch positive ist, ausgekommen. Bei allen intrathorakalen Eingriffen spielt überhaupt dadurch, daß eine breite Verbindung mit der Außenluft hergestellt ist und intrathorakal kein Sog wie bei der Spontanatmung entstehen kann, die Wechseldruckbeatmung keine so ausschlaggebende Rolle. Bei der Strumektomie muß man ja direkt fordern, daß eine gewisse Überdruckbeatmung wenigstens für die kritischen Phasen der Operationen aufrecht erhalten wird, um die so gefürchtete Luftembolie zu vermeiden. Wie Herr BARTH ganz richtig gesagt hat, sind es ja 3 Dinge, die wir bei der Beatmung zu betrachten haben. Zum ersten die

Sauerstoffzufuhr, zum zweiten den Kohlensäureabtransport aus den Alveolen und zum dritten die Auswirkungen auf den Kreislauf. Die Diffusionsatmung gewährleistet nur den ersten Faktor, also die Zufuhr von Sauerstoff. Schon nach wenigen Minuten kommt es zu einer Kohlensäureretention, 15 Minuten ist das Maximum. Die einphasisch positive Beatmung gewährleistet doch zumindest die ersten beiden Faktoren und beeinträchtigt, unseren klinischen Erfahrungen nach, für kurze Zeit sinnvoll und — sagen wir — gefühlvoll ausgeführt, auch den Kreislauf nicht wesentlich. Selbstverständlich muß man betonen, daß gerade bei alten Patienten, bei Arteriosklerotikern, bei kreislaufgeschädigten Patienten, unbedingt eine durch längere Zeit hindurch aufrecht erhaltene einphasisch positive Beatmung zu vermeiden ist, weil sie absolut schädlich ist.

H. Fürniss:

Bei der Betrachtung, ob die Beatmung mit ausschließlich positiven Drucken schädlich ist, ist noch nicht erwähnt worden, bei welchen Patienten eine solche Beatmung schädlich sein *kann*. Das hängt nämlich weitgehend von der Regulationsfähigkeit des Kreislaufs der betreffenden Patienten ab. Beim normalen, gesunden Kreislauf wird die schädliche Wirkung des positiven Druckes zweifellos durch die Zusammenziehung des arteriellen Teils kompensiert, so daß der arterielle Blutdruck nicht darunter zu leiden haben wird. Haben Sie aber Patienten, bei denen die Regulationsfähigkeit aus den verschiedensten Gründen, z. B. zu tiefe Äthernarkose oder zentrale Schädigungen anderer Art, angelähmt oder gar ausgeschaltet ist, dann bedarf es gar keiner langen Zeit, bis Sie bei Durchführung der intermittierenden Überdruckbeatmung einen katastrophalen Zusammenbruch des Blutkreislaufs erleben werden. Zwei Beispiele dafür:

1. Ich selbst machte in Dänemark einmal eine Narkose bei einer Frau. Sie sollte an der Galle operiert werden und hatte einen ganz labilen Kreislauf. Es war direkt reproduzierbar: Wurde manuell beatmet, mit derselben Gaseinstellung wohlgemerkt, — in diesem Falle werden die Vorstellungen der Gasdiffusion völlig auszuschalten sein —, im selben Augenblick, wo wir von der positiv-negativen Beatmung abgingen, sackte nach etwa $^1/_2$ Minute der Blutdruck ab in Bereiche, die gefährlich wurden. Wir haben das während der Operation mehrmals durchgeführt und konnten immer wieder diese Beobachtung machen.

2. Wir sahen einmal einen Film von Trier Mörch aus Chicago, der den Einfluß der Beatmungsdrucke auf die periphere Durchblutung zeigte, dargestellt am gefensterten Kaninchenohr. Es handelte sich um einen Farbfilm, der außerordentlich eindrucksvoll war. Man sah eine breite Arterie und eine breite Vene mit dem Kapillargebiet dazwischen. Bei Spontanatmung wurden diese Gefäße von den Blutkörperchen durchrollt. Es wimmelte wie in einem Ameisenhaufen. Man sah aber auch, wie sich die Kapillaren öffneten, 5—6 Blutkörperchen hindurchließen und sich dann wieder schlossen. Nun wurde das Tier narkotisiert, curarisiert und künstlich beatmet. Bei Anwendung von intermittierend positiven Drucken war zu sehen, wie die vorher so breite Arterie schmäler geworden war und der Durchfluß nachließ. Im Kapillargebiet war praktisch keine Durchblutung mehr zu erkennen. Ob nun mit $+20/0$, $+15/0$ oder $+5/0$ beatmet wurde, es ergab sich immer dasselbe Bild. Erst als man eine negative Druckphase einschaltete, war sofort wieder das alte Bild wie bei Spontanatmung zu sehen. Interessanterweise war die gleiche kapillare Durchblutung wie bei der Spontanatmung vorhanden bei Drucken von $+20/-20$, $+20/-15$, $+20/-10$, $+20/-5$ und sogar bei $+20/-2$.

Ich halte das für einen Beweis dafür, daß das Wiedererholen des Kreislaufs eines fast toten Hundes mit auf das Konto des Wechseldruckes geht und nicht nur eine Frage der Gasdiffusion, also der O_2-Versorgung des Organismus einerseits und des CO_2-Abtransports andererseits ist.

H. BERGMANN:

Ich möchte an die Ausführungen von Herrn MAYRHOFER und Herrn FÜRNISS anschließen. Allen, die in der praktischen Anästhesie stehen, ist es sicherlich eine wohlbekannte Tatsache, daß die so weit verbreitete Narkosetechnik der vollen Relaxation mit kontrollierter Beatmung in der Abdominal- und Thoraxchirurgie in 98% aller Fälle gut funktioniert. Gerade die letzten 2% aber, auf die es ankommt, machen Schwierigkeiten. Man weiß hier meist schon von vornherein, daß bei der Beatmung mit intermittierend positivem Druck prekäre Kreislaufsituationen auftreten können, mit denen man manchmal nur schwer fertig wird. Daher scheuen wir uns hier, überhaupt zu beatmen, und gehen andere Wege, bei denen die Spontanatmung erhalten bleibt. In diesen wenigen Fällen könnte uns wahrscheinlich die Wechseldruckbeatmung weiterhelfen und trotz Beatmung und dabei herrschender idealer Relaxation gefährliche Kreislaufsituationen vermeiden lassen.

L. BARTH:

Bei der gegenwärtig außerordentlich aktuellen Diskussion des Für und Wider der beiden Hauptformen der künstlichen Beatmung, intermittierender Überdruck und Wechseldruck, wollen wir nicht vergessen, daß die hämodynamischen Effekte dieser beiden Methoden schon seit vielen Jahrzehnten bekannt sind. So hat z. B. der Holländer DE JAGER bereits 1885 die von den Beatmungsdrucken abhängigen Schwankungen der Pulsdruckkurve bei geschlossenem und bei offenem Thorax minutiös beschrieben und analysiert (DE JAGER: Die Schwankungen in dem arteriellen Blutdrucke bei Blasebalgrespiration und bei Respiration in comprimirter und verdünnter Luft. Pflügers Arch. ges. Physiol. **36**, 309, 1885). Er ist zu denselben Konzeptionen gekommen, die wir heute gehört und vor wenigen Jahren im amerikanischen und skandinavischen Schrifttum gelesen haben. 1931 hat ROST hier in Berlin die gleiche Fragestellung experimentell bearbeitet und — vielleicht ohne davon zu wissen — DE JAGERS Untersuchungsergebnisse bestätigt.

A. KUKOWKA:

Meine Damen und Herren!

Ich bin hier im Kreise der Anästhesisten und Chirurgen als Internist Außenseiter. Aber auch mich interessieren diese Probleme außerordentlich, da ich mich für die künstliche Beatmung, u. a. bei Atemlähmungen infolge Poliomyelitis, interessiere und mit diesem Thema beschäftige. Ich glaube, daß die Atemverhältnisse und deren Pathophysiologie bei den poliomyelitischen Atemlähmungen noch komplizierter liegen.

Zunächst eine kleine historische Ergänzung zu den ausgezeichneten Ausführungen des Herrn Kollegen STOFFREGEN. Sicherlich hat er das, was ich sagen will, aus Zeitmangel nicht erwähnt. Er hat uns den Gelähmten, namens Ruma, auf der altägyptischen Grabstelle gezeigt, die aus der 18. Pharaonendynastie stammt. Dann erwähnte er u. a. Dr. Michael UNDERWOOD (1784) und J. v. HEINE (1840). Bereits vor J. v. HEINE hatte Professor Dr. Giovanni Battista MONTEGGIA (1762—1815), Chirurg am Ospedale Maggiore in Mailand, im Jahre 1813 eine ausgezeichnete Beschreibung der Poliomyelitis geliefert.

Eine kleine Ergänzung zur Geschichte der Beatmungsmethoden. Bereits in der Bibel, im 2. Buch der Könige, Kap. 4, 34 wird die Methode der Mund-zu-Mund-Beatmung erwähnt. Mir erschien dieses Verfahren kaum durchführbar. Und doch habe ich vor etwa 30 Jahren erlebt, wie eine verzweifelte polnische Mutter ihr atemgelähmtes Kind auf diese Weise 3 Stunden am Leben erhielt. Die Menge an Sauerstoff, die der „Beatmer" mit seinem Atem liefert, ist gering, etwa 16%. Immerhin ist es interessant, was sich selbst mit dieser primitiven Methode im Notfall für eine beschränkte Zeit erreichen läßt.

Nun möchte ich 3 Fragen stellen.

1. Hält Herr Kollege STOFFREGEN die Anwendung der Eisernen Lunge, die, nebenbei bemerkt, bereits 1876 von Dr. WOILLEZ, Paris, konstruiert worden ist, auch heute noch für richtig und angezeigt oder glaubt er, daß *nur* die intratracheale Beatmung nach LASSEN bei poliomyelitischen Atemgelähmten als einzig richtige Methode anzuwenden ist? Ich stelle die Frage deshalb, weil in manchen Ländern der Standpunkt vorherrscht, daß die Eiserne Lunge völlig überholt ist. M. E. ist diese Stellungnahme falsch. Ich persönlich glaube, daß die Eiserne Lunge wohl ihre frühere Monopolstellung verloren hat, daß sie aber nicht völlig entthront ist. Bei peripheren Atemlähmungen ist sie kontraindiziert, und hier ist die intratracheale Methode das Mittel der Wahl. Da in der Praxis häufig komplexe Atemlähmungen vorkommen, ist die Entscheidung oft nicht leicht. Ich betone im übrigen, daß ich jede Art der künstlichen Beatmung für unphysiologisch halte.

2. Herr Kollege STOFFREGEN hat mit Recht betont, daß bei der Wechseldruckbeatmung sowohl mit Über- als auch mit Unterdruck gearbeitet werden muß. Bei allen Modellen der Eisernen Lunge ist dies der Fall. Eine Ausnahme bildet nur die „Hölzerne Lunge" von BOTH-NUFFIELD (England), bei der zum Zwecke der Inspiration nur Unterdruck (im Tank) erzeugt wird. Nun arbeiten die Engländer, wie ich mich jüngst in Oxford, London usw. überzeugte, bei einer Anzahl von Apparaten zur intratrachealen Beatmung *nur* mit positivem Druck, d. h. es wird bei der Inspiration nur insuffliert. Dies ist der Fall beim „Oxford Inflating Bellows" nach MACINTOSH, beim ersten Modell der „Radcliffe Pressure Pump" usw. Ich diskutierte über dieses Problem mit RITCHIE RUSSEL, Oxford, und anderen bekannten Experten. Sie erklärten mir, daß sie mit dem positiven Druck allein gut und völlig auskämen. Trotzdem wollen die Fabriken, die ich dort besuchte, zum „positive and negative pressure"-Prinzip übergehen, um vielen Wünschen nachzukommen. Wie erklären Sie sich, daß man bei der Intratrachealatmung mit Überdruck allein gut auskommt?

Und nun der 3. Punkt. Sie haben uns die sehr interessanten Kurven gezeigt. Vergessen wir aber nicht, daß die pathophysiologischen Verhältnisse bei poliomyelitischen Atemlähmungen, speziell bei bulbären und enzephalitischen Formen, viel komplizierter sind, als bei den Versuchstieren und auch bei Ihren Kranken, deren Atemmechanismus an und für sich meist intakt ist. Ich sah u. a. bei MOLLARET in Paris Beatmungsexperimente bei gesunden Hunden und machte mir darüber Gedanken, ob man die Befunde ohne weiteres oder irgendwie verwerten kann. Es ist viel schwieriger, auf Grund von Registrierungen beim schwerkranken Menschen, bei dem ein kompliziertes, dazu noch weitgehend gestörtes Wechselspiel von acht, vielleicht noch mehr Atemzentren vorliegt, zu befriedigenden Schlußfolgerungen zu kommen. Meine diesbezüglichen Registrierversuche bei verschiedenen Atemlähmungen ergaben innerhalb kurzer Zeitspannen so wechselnde Kurven, daß ich sie auf keinen Nenner bringen konnte. Vielleicht können Sie mir zu dieser Frage Auskunft geben. So einfach, wie theoretische Erwägungen es manchmal erscheinen lassen und so „zufriedenstellend" Experimente an gesunden Versuchsobjekten ausfallen mögen, liegen die Verhältnisse bei Atemlähmungen infolge Poliomyelitis nicht.

So ist u. a. auch die „Coughing machine", die künstliche Hustenmaschine, trotz der richtig erscheinenden theoretischen Hinweise für den Husteninsuffizienten m. E. keine ideale Lösung. Man darf sich bei der künstlichen Beatmung von poliomyelitischen Atemgelähmten nicht allein auf die „Maschine" verlassen; es kommt nicht allein auf die Auswahl der richtigen Apparatur und deren exakte Bedienung, als vielmehr auf die Person des „Beatmers" an, der die jeweilige, sich oft ändernde, Situation souverän beherrschen muß.

Noch ein Hinweis: Sie als Anästhesist arbeiten mit der künstlichen Beatmung nur während einer verhältnismäßig kurzen Zeit. Dabei können Sie bis zu etwa 8 Stunden mit reinem

Sauerstoff arbeiten. Bei der Behandlung von poliomyelitischen Atemgelähmten müssen wir mit viel längeren Zeiträumen rechnen. Ich mußte z. B. eine Patientin $2^1/_2$ Jahre künstlich beatmen. Bei diesen langzeitigen Beatmungen unterscheidet sich die Beatmungstechnik in vielerlei Hinsicht von der bei Operationen geübten und bewährten Methodik.

Darf ich noch fragen, was Sie von der „Schlundspeiseröhrendrainage" nach DENECKE halten? Bei poliomyelitischen Schlucklähmungen, bei denen manchmal unnötigerweise die Tracheotomie durchgeführt wird, um die intratracheale Beatmung anzuschließen, befürworte ich die bei den HNO-Ärzten bekannte Methode nach DENECKE.

Und nun noch eine Schlußbemerkung: Ich halte es für dringend notwendig, daß bei allen poliomyelitischen Atemlähmungen unbedingt und stets Anästhesisten zu Rate gezogen werden. Ich darf an die Polioepidemie in Kopenhagen 1952 erinnern mit der erschreckend großen Zahl von Atemlähmungen. Es standen nur 2 Eiserne Lungen und einige Cuirass-Respiratoren zur Verfügung. Prof. LASSEN, Chefarzt des Blegdam-Infektionskrankenhauses zog in seiner Notlage den jungen Kopenhagener Anästhesisten IBSEN zu Rate. IBSEN kam zur rechten Zeit. Für ihn als Anästhesist war das Problem der Hilfeleistung nicht aussichtslos. Damals wurde die intratracheale Beatmungsmethode bei poliomyelitischen Atemlähmungen gefunden, erfunden und geboren, die dann als „LASSEN-Methode" den Siegeslauf antrat. Der Name IBSENS sollte gebührend hervorgehoben werden, und das Verfahren müßte eigentlich „LASSEN-IBSEN-Methode" genannt werden.

Darf ich Ihnen kurz die Schlundösophagusdrainage erklären?

J. STOFFREGEN:

Ja, die kenne ich nicht.

A. KUKOWKA:

Der durch die Nase in den Ösophagus eingeführte Schlauch ist in Höhe des Pharynx gefenstert. Am äußeren Ende wird er verschlossen, am unteren Ende (im Ösophagus) befindet sich ein einfaches Ventil, damit bei eventuellem Erbrechen Schleim und Speisereste nicht nach oben gelangen. Der Schleim wird durch die Fensteröffnungen aus dem Pharynx in den Ösophagus angesaugt, so daß eine Überschwemmung der Trachea und der Bronchien vermieden wird.

J. STOFFREGEN:

Das scheint eine recht nützliche Methode zu sein.

A. KUKOWKA:

Die HNO-Ärzte haben über gute Erfahrungen mit diesem DENECKE-Verfahren bei Schlucklähmungen berichtet. Es gelingt, „den Pharynx ohne aktives Schlucken frei von Speichelansammlungen zu halten".

Ich halte nicht nur die intensive Zusammenarbeit von Anästhesisten und Physiologen mit Internisten, Neurologen usw. in den poliomyelitischen Beatmungszentren für dringend notwendig, sondern auch einen regen Gedankenaustausch zwischen Anästhesisten und HNO-Ärzten und umgekehrt.

M. HOLMDAHL:

Im Anschluß an die interessante Frage von Herrn Prof. KUKOWKA möchte ich zunächst eine historische Kleinigkeit ergänzen. Schon im zweiten Königsbuch des alten Testaments steht geschrieben, daß der Prophet Elias, als er den Sohn einer sunemitischen Frau vom Tode auferweckte, mit seinem Mund auf dem Mund des Knaben lag und diesen erweckte.

Dann hat Herr Prof. KUKOWKA von den skandinavischen Poliomyelitiserfahrungen gesprochen. Wir haben in Schweden 1953 eine große Epidemie gehabt. Dabei hatten wir den Vorteil, die dänischen Erfahrungen von 1952 verwerten zu können. Demzufolge haben wir bei Atemlähmungen tracheotomiert und — wenigstens anfangs — mit intermittierendem Überdruck beatmet. Dabei fand eine gute Zusammenarbeit zwischen Epidemiologen, Otologen, Physiologen und Anästhesiologen statt. Wir haben später dann auch eine negative Phase in unsere Beatmungsgeräte eingebaut.

Wir arbeiteten in Schweden zwar nicht mit eisernen Lungen, sondern mit Kürass-Respiratoren, aber ich glaube, daß sich die eiserne Lunge und entsprechende Geräte auch in Zukunft noch bewähren werden.

Bei der Poliomyelitis ist es von außerordentlicher Bedeutung: wenn man schon intratracheal beatmet, dann muß man zweiphasisch beatmen. Bei Bestimmung des Herzminutenvolumens an Poliopatienten hat sich gezeigt, daß der Blutumlauf absinkt, wenn man nicht zweiphasisch beatmet (B. BERNEUS and A. CARLSTEN: Acta Med. Scand. **152**, 19, 1955). Daher sind Beatmungsgeräte, die jetzt in Schweden gebaut werden, mit negativer Phase ausgerüstet. Der ENGSTRÖM-Respirator ist ja der bekannteste dieser Art. Auch die Engländer, glaube ich sagen zu können, haben diese Notwendigkeit eingesehen. Ich komme jetzt von London, wo ich in der Postgraduate Medical School arbeite. Der für Narkosezwecke verwendete Blease-Pulmoflator ist jetzt ebenfalls mit einer negativen Phase vervollständigt worden.

Die negative Phase kann nach meiner Meinung bei *offenem* Thorax für den Blutumlauf *nicht* von größerer Bedeutung sein. Aber in der Bauchchirurgie, besonders bei Darmobstruktion und paralytischem Ileus, wo man schon einen geschädigten Kreislauf hat, spielen die intrathorakalen Drucke wohl eine Rolle. Gerade in diesen Fällen und bei Vollkurarisierung scheint die Einschaltung einer negativen Druckphase von großer Bedeutung zu sein.

Was die Kreislaufwirkungen der negativen Phase anbetrifft, sollte man die Untersuchungen von SJÖSTRAND (Physiol. Reviews **33**, 202, 1953) beachten. Er hat sich besonders mit der Frage beschäftigt, welche Rolle die Blutreserve in der Lunge für die Regulation des Herzminutenvolumens spielt. Die Blutreserve der Lunge ist vielleicht von größerer Bedeutung für die Regulation des Herzminutenvolumens als der venöse Rückfluß zum rechten Vorhof.

H. KRONSCHWITZ:

Ich möchte anknüpfen an die Ausführungen von Herrn FÜRNISS. Er hat uns berichtet, daß er in einem Film von Trier MÖRCH selbst bei einem „angewechselten Druck" (STOFFREGEN), d. h. bei Druckwerten von $+20/-2$ cm H_2O, eine Förderung des Blutdurchflusses durch die Gefäße der Peripherie gesehen hat.

Wir haben die Atemwiderstände in unseren Narkosesystemen gemessen. Es existieren ferner Untersuchungen über die Druckdifferenzen im Bronchialsystem. Auf Grund dessen müssen wir annehmen, daß sich ein Sog von -2 cm H_2O nicht mehr bis in die Peripherie auswirkt. Dieser Sog reicht aber aus, um den eigenen Strömungswiderstand unserer Narkosesysteme aufzuheben, der selbst bei aerodynamisch günstigen Apparaten bei $+1$ bis $+2$ cm H_2O liegt. Und damit wird ein Effekt erzielt, der zwar nicht direkt fördernd, aber eben nicht hemmend auf die Dynamik des Herzens und die Gefäße im kleinen Kreislauf, und damit nicht hemmend auf den Gesamtkreislauf wirkt.

H. J. BRANDT:

Von den Holländern BOEREMA und BLICKMAN (J. Thor. Surg. 30, 129, 1955) sind von uns reproduzierte angiographische Studien zur Frage des Überdrucks gemacht worden. Es zeigt sich im Venogramm der Einflußbahn des rechten Herzens beim Valsalvaschen Preßversuch eine deutliche Kompression und Engstellung. Das Herzminutenvolumen sinkt durch eine Stagnation des Kreislaufs. Es sind Fälle beschrieben, wo durch Leerschlagen des Herzens beim extremen Preßversuch ein zentraler Tod eingetreten ist. Die Apnoe kann länger aufrechterhalten werden, da im Zustrom zu den Atemzentren kein CO_2-angereichertes Blut, sondern nur weniger Blut als normal fließt. (Es soll das eine elegante, nicht nachweisbare Methode des Selbstmordes sein!) Eine Insultbereitschaft der Gefäße des ZNS dürfte aber notwendig sein.

Die Angiogramme, die während des Valsalva gefertigt werden, sind wegen der AMV-Erniedrigung sehr kontrastreich und gestochen scharf. Die kapilläre Füllung der Lungengefäße ist dabei erhalten. Es kommt beim Überdruck zu einer Stauung vor dem Herzen und nicht zu einer Drosselung der Lungengefäße!

Das Bemühen, das ich ab und an beobachtet habe, gerade in kritischen Zuständen unter der Operation mit einer extremen Hyperventilation einer oft cardial-vasculär bedingten Zyanose entgegenzuwirken, ist, wenn Überdruck dabei angewandt wird, von Schaden. Gerade in kritischen Phasen sollte die ruhige Wechseldruckbeatmung eingesetzt werden.

J. STOFFREGEN:

Ich darf Ihnen in Ergänzung zu den Bemerkungen von Herrn FRUCHT vielleicht noch ein anderes Beispiel zeigen (Abb. 21).

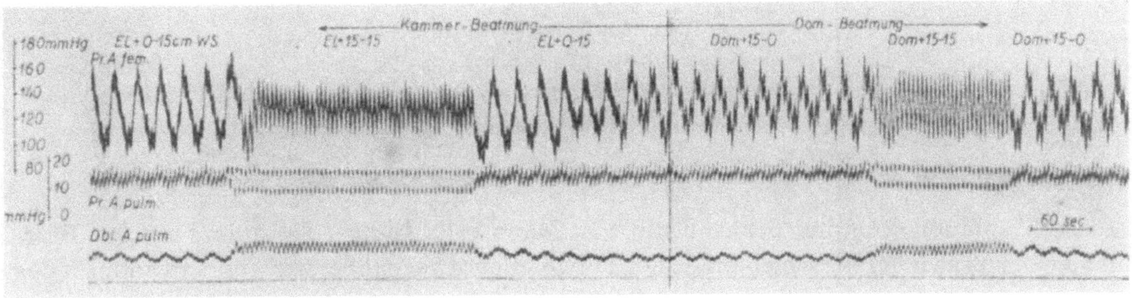

Abb. 21. Vergleich der Kammerbeatmung mit der Dombeatmung am Beispiel des Druckverlaufes in A. femoralis und A. pulmonalis und der Durchblutung der A. pulmonalis eines Lungenlappens

Dieser narkotisierte Hund befand sich nach mehrstündiger Versuchsdauer in einer „schlechten Kreislaufverfassung". Fortlaufend registriert sind der Druck in der A. femoralis und pulmonalis (mit einem Herzkatheter) und die Durchblutung der A. pulmonalis eines Lungenlappens (mit der Thermostromuhr nach REIN). Der Thorax ist wieder luftdicht verschlossen, der Pneumothorax abgesaugt. Jeweils wurde erst mit einphasischem Druck, dann mit Wechseldruck beatmet. Zwei wesentliche Dinge sind zu sehen: 1. keinerlei Veränderung beim Übergang von Kammerbeatmung auf Dombeatmung, weder im Druckverlauf der beiden Arterien noch bei der Durchblutung des Lungenlappens. Damit beweist auch dieser Versuch, daß die Eiserne Lunge keine Unterschiede hat zur Trachealbeatmung (KUKOWKA). Das kann sie nicht, da ja das transthorakale Druckgefälle (s. Abb. 5) in beiden Fällen das gleiche ist; 2. die Kreislaufrückwirkung der Wechseldruckbeatmung: der Hund zeigt ausgeprägte Blutdruckwellen dritter Ordnung — viel langsamer als die Atemfrequenz von 15/Minute —, die im Augenblick der Wechseldruckbeatmung verschwinden und erst wieder auftreten, wenn zur einphasischen Beatmung zurückgekehrt wird. Wenn schon hierin ein Zeichen für eine Besserung der Kreislaufverhältnisse gesehen werden kann, so wird diese Deutung durch die Zunahme der Durchblutung der Arteria pulmonalis noch unterstrichen, die natürlich eine Folge des unter Wechseldruck-Beatmung vermehrten venösen Zustromes (vergrößertes Herzzeitvolumen) ist. Auch diese Reaktionen verlaufen bei Kammer- und bei Dombeatmung völlig gleichartig. — Ich wollte dieses Beispiel noch zeigen, weil es recht gut die hämodynamischen Verhältnisse auf der arteriellen Seite demonstriert, die ebenso wie die vorhin besprochenen Befunde auf der venösen Kreislaufseite zugunsten der Wechseldruckbeatmung sprechen.

Die einzige Möglichkeit im Hinblick auf die Hämodynamik die günstige Situation der Spontanatmung zu imitieren (KUKOWKA), ist die elektrophrenische Beatmung. Leider ist eine solche Beatmung aber nur für kurze Zeit durchführbar, da die Nerv-Muskel-Verbindung schnell insuffizient wird und damit auch das Atemvolumen. Vielleicht sollten wir uns aber dieser Möglichkeit der physiologischen Nachahmung der Spontanatmung erinnern, wenn z. B. aus experimentellen Gründen eine der Spontanatmung entsprechende Innervation der Atemmuskulatur künstlich erzeugt werden soll.

Bei offenem Thorax, bei breit offener Kommunikation mit der Atmosphäre, sollten bei Änderung des endotrachealen Druckes durch die Beatmung keine *nennenswerten* Kreislaufeffekte mehr auftreten. Das gilt nur für einen Druckbereich, wie wir ihn normalerweise in der Klinik verwenden, etwa bis plus 15 oder auch plus 20 cm WS. Zwar steigt auch jetzt der Druck im rechten Vorhof an, aber dieser Druckanstieg beträgt nur noch etwa $^1/_4$ oder $^1/_5$ der Druckerhöhung beim geschlossenen Thorax (beim Hund ist das wegen des fehlenden Mediastinums etwas anders als beim Menschen). Obwohl damit noch ein gewisser nachteiliger Kreislaufeffekt vorhanden ist, ist das doch eine Größenordnung, die offensichtlich beim offenen Thorax auch einem kreislaufgefährdeten Patienten zugemutet werden darf.

E. BÜCHERL:

Darf ich hier gleich eine Frage stellen? Sie sagen, daß der Druck im rechten Vorhof ansteigt. Ist dabei der Thorax offen? Wie wäre das Ihrer Meinung nach vorstellbar?

J. STOFFREGEN:

Diese Kommunikation mit der Außenluft ist keine vollständige. Es kommt bei der Beatmung noch zu gewissen Verschiebungen der Lungenpleura gegenüber der Thoraxwand. Da das dynamische Abläufe sind und keine statischen Druckänderungen, könnte man sich vorstellen, daß es auf Grund der Reibung, die überwunden werden muß, und die einen Teil der induzierten künstlichen Druckgradienten verbraucht, zu gewissen „Phasenverschiebungen" einzelner Druckgradienten, damit also zu neuen Druckgradienten im Thoraxraum kommt, die normalerweise nicht auftreten. Jedenfalls sehen wir als Ausdruck einer Rest-Drucktransmission auch beim offenen Thorax im rechten Vorhof noch positive Druckzacken bei der Überdruck-Einatmung, wenngleich sie wesentlich geringer sind als beim geschlossenen Brustraum.

E. BÜCHERL:

Sie sagen, es müsse schon möglich sein, daß der Druck im rechten Vorhof um 5 mm Hg ansteigt, auch wenn eine Thoraxseite offen ist. Für diesen Anstieg kämen letztlich nur zwei Möglichkeiten in Frage: 1. Der Außendruck (intrathorakaler Druck) nähme zu, was ja bei geöffnetem Brustkorb nicht eintreten kann. 2. Es handelte sich um eine Herzinsuffizienz, wodurch — entsprechend dem STARLINGschen Gesetz — der Fülldruck (= Vorhofdruck) für den rechten Ventrikel ansteigen muß. Selbstverständlich muß dann auch der gesamte Venendruck ansteigen.

Nach unseren Untersuchungen steigt der Druck in der Arteria pulmonalis praktisch immer an. Wenn man eine isolierte Lunge mit einem konstanten Volumen durchströmt, dann steigt der Druck in der Pulmonalarterie mit zunehmendem intrabronchialen Druck ebenfalls an. Wir haben gefunden, daß über einen intrabronchialen Druck von 20 cm H_2O jede weitere Zunahme des Druckes bei konstantem Perfusionsvolumen praktisch zu gleichem Anstieg des Pulmonalarteriendruckes führt. Der Druck im rechten Vorhof dagegen kann erst dann ansteigen, wenn eine Herzinsuffizienz vorliegt.

J. STOFFREGEN:

Der kleine Kreislauf, der ja in seiner Gänze vom Thoraxraum umschlossen ist, erleidet durch die künstliche Beatmung praktisch keine Veränderungen, weder im einen noch im anderen Sinne. Der entsprechend der jeweiligen Beatmungsdruckphase veränderte „positivere" oder „negativere" intrathorakale Druck ändert nicht die für die Hämodynamik des Lungenkreislaufes maßgeblichen Druckgradienten in den einzelnen Abschnitten. Lediglich die absolute — gegen den konstanten Atmosphärendruck gemessene — Druckebene verschiebt sich. Das haben FERRIS und Mitarbeiter (School of Public Health, Harvard University, Boston 1957) in neueren Versuchen mit Differenzdruckmessungen bewiesen. Entscheidend ist das jeweilige Bezugssystem, in diesem Falle also der Pleuradruck. Vielleicht hat Herr BÜCHERL seinen Druckmessungen im rechten Ventrikel und der Arteria pulmonalis eine andere Bezugsebene, beispielsweise den Atmosphärendruck zugrunde gelegt. — Aber das alles gilt nur für einen „vernünftigen" Druckbereich bis etwa plus oder minus 15 cm WS. Bei höheren Druckgradienten ist das anders.

Die Gefährdung des Patienten durch eine venöse Luftembolie (BÜCHERL) war einer der wesentlichen Gründe zur Einführung der Intubationsnarkose mit einphasischer Überdruckbeatmung bei der Strumektomie — oder hätte das wenigstens sein sollen. Durch eine solche IPP-Beatmung konnte die gefährliche inspiratorische Druckerniedrigung mit der Ansaugmöglichkeit von Luft durch eröffnete Venen in den rechten Vorhof vermieden werden. Wenn ein solcher Patient mit Wechseldruck beatmet wird, dann könnte während der negativen endothorakalen Druckphase — jetzt also exspiratorisch — wieder Luft in eröffnete Venen aspiriert werden. Aber diese potenzielle Gefährdung des Patienten gilt wahrscheinlich nur für eine Wechseldruck-Beatmung mit einer Sinuskurve, bei der der negative Exspirationsdruck die gleiche Amplitude aufweist wie der positive Inspirationsdruck. Das müßte vermutlich anders sein, wenn — z. B. maschinell — eine künstliche Beatmung mit der sogenannten „Ideal-Wechseldruck-Kurve" durchgeführt würde, bei der der maximale positive Einatmungsdruck etwa + 15 cm WS und das Maximum des negativen Ausatmungsdruckes nur noch etwa — 5 cm WS (bei verlängerter Exspirationsphase) betragen würde. Wenn Sie von diesen — 5 cm WS wegen der Transmission des Endotrachealdruckes wieder die Hälfte abziehen, bleiben nur noch etwa — 2 bis — 3 cm WS übrig. Das ist ein Wert, der eine Luftaspiration unwahrscheinlich macht. Wenn eine solche ideale Beatmungsmöglichkeit mit Wechseldruck nicht besteht, sollten wir als Anästhesisten immer dann, wenn mit der Möglichkeit einer Luftembolie gerechnet werden muß — also z. B. bei der Strumektomie, — auf den Vorteil der günstigeren Hämodynamik verzichten und den Patienten besser mit einphasischem Überdruck (Atembeutel) beatmen.

Für die kurzdauernde Narkosebeatmung gilt — das hat die Erfahrung gezeigt, und das ist auch durch einzelne experimentelle Untersuchungen (alveoläre CO_2, Blut- pH) bewiesen —, daß eine Hyperventilation (MAYRHOFER) für den Patienten kein Risiko bedeutet. Am Ende der Narkose wird der spontan atmende Kranke seine Atmung reflektorisch so regulieren, daß die alveoläre CO_2 und das pH sich innerhalb weniger Minuten wieder normalisieren.

Zweifelsohne haben die letzten zehn Jahre bewiesen (MAYRHOFER u. a.), daß wir mit der normalen einphasischen Überdruck-Beatmung, mit dem Atembeutel beatmen und operieren können. Täuschen wir uns bitte nicht, das liegt daran, daß man selbstverständlich in der Regel keine Patienten operiert, deren Kreislauf primär so schlecht ist, daß sie offensichtlich schon beim Bauchschnitt tot sein würden. Diese Patienten verfügen also über ein relativ breites Regulationsvermögen. Das dürfen wir aber z. B. bei der Poliomyelitis (wegen der

Myokarditis, der Meningoencephalitis usw.) nicht voraussetzen. Was die immer wieder und sicher nicht ganz zu recht zitierte „klinische Erfahrung" des Anaesthesisten anlangt im Hinblick auf den bei der Atembeutel-Beatmung zur ausreichenden Ventilation erforderlichen Druck und das notwendige Atemzeitverhältnis, so ist ebenfalls keine Frage, daß dieser klinisch tolerierbare Maximaldruck bei etwa + 20 cm WS liegt, und daß der mittlere Beatmungsdruck den positiven Wert von etwa + 5 cm WS nicht ohne eindeutig nachteilige, unter Umständen sogar deletäre Folgen für den Kreislauf überschreiten darf. Dieses Argument der guten Ergebnisse bei Atembeutel-Beatmungsnarkosen wird bei allen Diskussionen über die Frage nach der optimalen künstlichen Beatmung von den Anaesthesisten — und ganz besonders natürlich von den erfahrenen, guten Anaesthesisten — als „Gegenbeweis" gegen die Notwendigkeit der Wechseldruck-Beatmung angeführt. Dennoch ist das ein gefährlicher Trugschluß. Wenn Sie sich bitte erinnern wollen, daß wir bei unseren Intubationsnarkosen nur den peripheren arteriellen Blutdruck und den Puls beobachten, also nur zwei Kreislaufgrößen, und dazu notwendigerweise nicht einmal mit sehr exakten Methoden, dann sind dies nach all dem Gesagten unbestreitbar die schlechtesten Indikatoren für die tatsächliche hämodynamische Belastung des Kranken durch irgendein Beatmungsverfahren. Das erklären die reflektorischen Regulationsmechanismen des Organismus, durch die so lange wie möglich die kreislaufbelastenden Änderungen des (positiven) mittleren intrathorakalen Druckes zum Zwecke der Aufrechterhaltung des arteriellen Druckes auf der *venösen* Seite kompensatorisch „weggepuffert" werden, — das schließt vor allem ein eine Vermehrung der zirkulierenden Blutmenge und einen erhöhten Venomotorentonus. Wenn der arterielle Blutdruck schlecht wird, dann beweist das lediglich, daß die Kompensations*reserven* des Organismus durch die einphasische Überdruckbeatmung *erschöpft* sind. Im Einzelfall ist zur Beurteilung der Kreislaufbelastung der arterielle Blutdruck wertlos, er ist lediglich ein Symptom. Die entscheidenden Änderungen der Hämodynamik spielen sich eben auf der venösen Seite ab. Und wenn wir das bei unseren Patienten genauso einfach hätten messen können, wäre das Urteil über die Atembeutel-Beatmung längst gesprochen worden. Diese Kreislaufbelastung sollten wir unseren Patienten ersparen — in der Alterschirurgie, beim „Poor risk-Patienten" bleibt uns sogar oft gar nichts anderes übrig — und sollten in irgendeiner Form zweiphasisch, am besten tatsächlich mit Wechseldruck beatmen. Das geht sehr einfach manuell mit dem Faltenbalg (Concertina bellows) und einem gleichzeitig zur Kontrolle der Beatmungsdrucke in das Kreissystem des Narkoseapparates eingebauten Manometer.

L. BARTH:

Mit diesem Schlußwort von Herrn STOFFREGEN wollen wir das Gebiet der Hämodynamik bei künstlicher Beatmung verlassen. Wir sind zu der Übereinstimmung gekommen, daß die alternierend positiv-negative Druckbeatmung oder Wechseldruckbeatmung für langfristige Beatmungsperioden wegen ihrer hämodynamischen Vorteile unbedingt notwendig ist. Aber auch in der Narkosepraxis ist diese Beatmungsmethode zu empfehlen, besonders bei schlechter Kreislaufsituation. Herr KRONSCHWITZ hat darauf hingewiesen, und das möchte ich unterstreichen, daß die negative Druckphase während der Exspiration auch die Atemwiderstände des Bronchialsystems und der Narkoseapparate überwinden hilft. Dieser Effekt der Wechseldruckbeatmung ist immer vorhanden, also auch bei offenem Thorax.

GASAUSTAUSCH

L. BARTH:

Einleitend zu dem Kapitel Gasaustausch bei künstlicher Beatmung möchte ich selbst einige Bemerkungen als Diskussionsgrundlage vorausschicken.

Wie bereits erwähnt, kann dem Organismus auch mit minimaler Lungenbewegung genügend O_2 zugeführt werden, wenn nur der O_2-Partialdruck im angebotenen Gasgemisch hoch genug ist. Da das mit fast allen Narkosegeräten leicht zu bewerkstelligen ist und nahezu alle Inhalationsnarkotika einen hohen O_2-Zusatz gestatten, ist die ausreichende Oxygenierung des Blutes offenbar kein Problem.

Dagegen bereitet die Aufrechterhaltung des Säurebasengleichgewichts während der künstlichen Beatmung am narkotisierten und curarisierten Patienten gewisse Schwierigkeiten.

Abgesehen von der Hypoventilation, die selbstverständlich eine respiratorische Azidose verursacht, reicht offenbar während der künstlichen Beatmung in Narkose auch das normale Ruhe-Atemminutenvolumen (Ruhe-AMV) nicht aus, eine adäquate CO_2-Elimination zu gewährleisten. Jedenfalls haben BARK in Deutschland und STEAD u. Mitarb. in den U. S. A. 1953 unabhängig voneinander festgestellt, daß bei Einhaltung des normalen Ruhe-AMV während der künstlichen Beatmung eine respiratorische Azidose entsteht. Diese läßt sich vermeiden, wenn man um ca. 30% hyperventiliert.

Diese Beobachtungen wurden bei manueller Beatmung im Verlaufe von intrathorakalen Eingriffen gemacht. Man muß sich daher fragen, ob 1. die Ursache der Azidose nicht in einer erhöhten Totraumventilation liegt und ob 2. die Thoraxeröffnung etwas mit diesem Phänomen zu tun hat. Beide Fragen wurden von STEAD c. s. bereits gestellt und dahingehend beantwortet, daß in einigen Fällen zwar eine vermehrte Totraumventilation nachweisbar war, daß diese aber nicht für das beobachtete Ausmaß der CO_2-Retention allein verantwortlich gemacht werden könne. Daher haben STEAD u. Mitarb. eine Funktionsstörung der Lunge als Folge der Thoraxeröffnung angenommen.

Bevor man dieser Hypothese nachgeht, muß festgestellt werden, ob das genannte Phänomen (CO_2-Retention bei adäquater Bruttoventilation) auch bei automatischer Beatmung unter genauer Kontrolle der Bruttoventilation und möglichst auch der alveolaren Ventilation reproduzierbar ist.

Das haben wir vor einiger Zeit getan. Nach Bestimmung des AMV bei Spontanatmung wurde eine Reihe von Patienten unter *konstantem Druck* und bei *konstanter Frequenz* mit dem Pulmomat beatmet. Das AMV wurde in regelmäßigen Abständen mit einer Trockengasuhr der Fa. Parkinson u. Cowan (London) gemessen. Die alveolare Ventilation wurde nach der Formel

$$\text{Atemvol.} - \text{Totraum} \times \text{Frequ./min.}$$

berechnet.

Blutgasanalysen und p_H-Messungen aus dem arteriellen Blut wurden nach perkutaner Punktion einer A. femoralis a) bei Spontanatmung, b) bei künstlicher Beatmung am geschlossenen Thorax, c) am unberührten offenen Thorax und d) am offenen Thorax während des intrathorakalen Eingriffs ausgeführt (Blutgasanalysen nach der manometr. Methode von van SLYKE u. NEILL, p_H-Messungen mit Gaselektrode und RFT-Meßgerät).

Bei einem ständigen Frischgaszustrom von 3 l/min. kamen wir mit dem Pulmomat leider nicht auf negative Druckwerte während der Exspirationsphase. Das ist aber für unsere Untersuchungen von untergeordneter Bedeutung, weil es uns nicht darauf ankam, mit Wechseldruck zu arbeiten. Für unsere Fragestellung genügte es, konstante Drucke und konstante Frequenzen zu erreichen. Das war immer der Fall.

Unter diesen Bedingungen konnten die Befunde von BARK und STEAD c. s. bestätigt und noch einige interessante Beobachtungen angestellt werden. Ich möchte das an einigen Abbildungen erläutern:

Abb. 22: Bei diesem Patienten war ein intrathorakaler Eingriff geplant. Es wurde jedoch nur an der Thoraxwand operiert (Tumoreinbruch). Die Bruttoventilation bei Spontanatmung war im Wachzustand und in Narkose gleich geblieben. Die berechnete alveolare Ventilation

sank jedoch während der Narkose beträchtlich ab. Mit dem Pulmomat wurde während des Eingriffs das präoperative AMV annähernd eingehalten, wenngleich mit wesentlich geringerer Frequenz. Daraus ergibt sich, zumindest rechnerisch, eine bessere alveolare Ventilation. Trotzdem stieg die arterielle CO_2-Konzentration an.

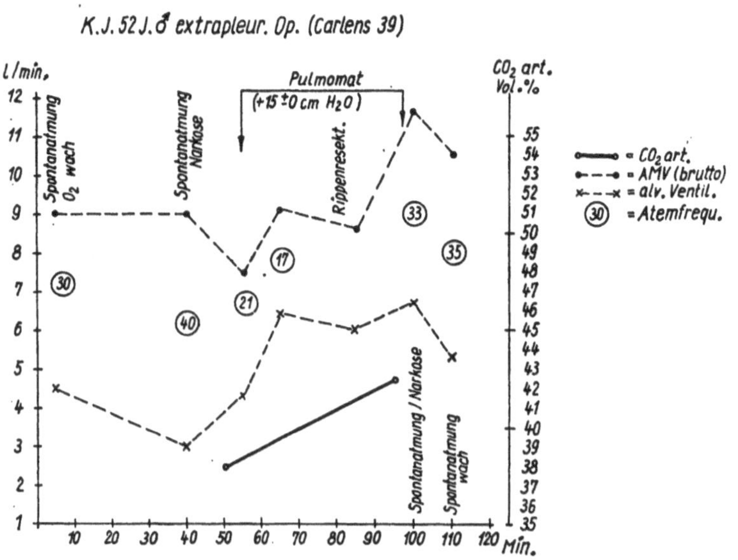

Abb. 22. Steigerung der alveol. Ventilation um 33% reicht nicht für eine adäquate CO_2-Elimination aus (Azidoseneigung)

E. BÜCHERL:

Dieser Patient hatte 43 Vol.-% CO_2 im arteriellen Blut?

L. BARTH:

Ja, nachdem annähernd 40 Minuten lang künstlich beatmet worden war.

E. BÜCHERL:

Bei einem CO_2-Gehalt von nur 43 Vol.-% wurde er doch hyperventiliert, da die Normalwerte um 50 Vol.-% liegen.

L. BARTH:

Gemessen an der alveolaren Ventilation, wurde der im übrigen hoch fiebernde Patient tatsächlich hyperventiliert. Trotzdem stieg die arterielle CO_2-Konzentration von etwa 39 Vol.-% auf 43 Vol.-% an.

E. BÜCHERL:

Das sind aber außergewöhnlich niedrige Werte!

L. BARTH:

Ich bin mir bewußt, daß dieser Casus kein sehr günstiges Beispiel ist. Mir kommt es aber nur auf die Relativwerte an, und die zeigen doch, daß die künstliche Beatmung offenbar nicht ausreichend war, zumal bei Wiedereinsetzen der Spontanatmung eine erhebliche kompensatorische Ventilationssteigerung zu verzeichnen ist.

Abb. 23: In diesem Falle haben wir bei Spontanatmung im Wachzustand einen ziemlich hohen CO_2-Ausgangswert. Es handelte sich jedoch mit Sicherheit um arterielles Blut, wie durch

die O_2-Sättigung bestätigt wurde. Etwa 15 Minuten nach Beginn der automatischen künstlichen Beatmung am geschlossenen Thorax zeigt die CO_2-Kurve trotz Hyperventilation um ca. 25% einen deutlichen Anstieg. Nach Thoraxeröffnung flacht sie unter gleichen Ventilationsverhältnissen etwas ab, um schließlich während des intrathorakalen Eingriffs wieder abzusinken.

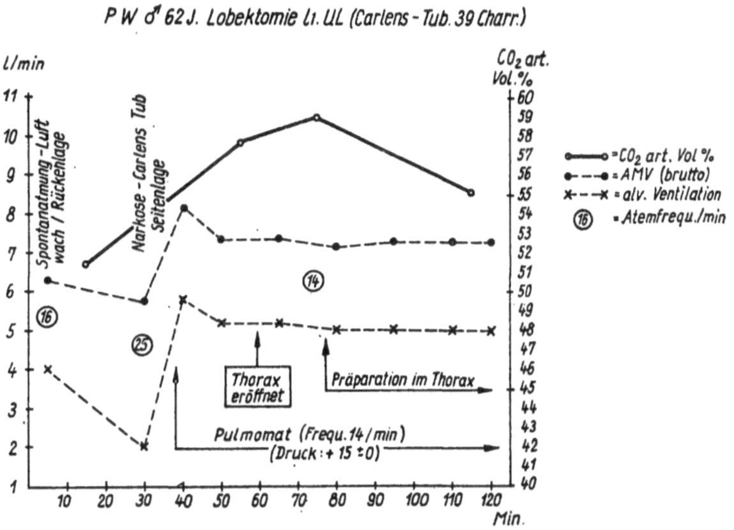

Abb. 23. Trotz 25%iger Steigerung der alveolaren Ventilation keine hinreichende CO_2-Elimination. Die ansteigende CO_2-Kurve flacht nach Thoraxeröffnung etwas ab und beginnt zu sinken, nachdem die Operation im Thorax begonnen wurde

E. Bücherl:

In diesem Falle haben Sie normale Werte.

L. Barth:

Ich möchte meinen, sie sähen wie venöse CO_2-Werte aus, waren es aber nicht. Die in diesen Abbildungen angegebenen CO_2-Werte bedeuten Vol.-% Gesamt-CO_2 im Vollblut.

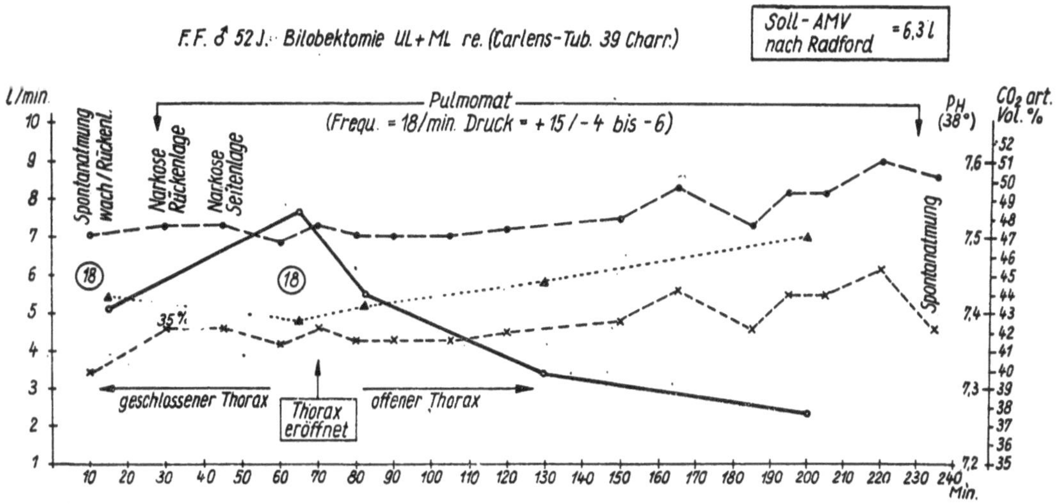

Abb. 24. Die Bruttoventilation entspricht dem pränarkotischen Ausgangswert, während die alveolare Ventilation infolge des verringerten Totraums während der künstl. Beatmung um ca. 30% über dem Ausgangswert liegt. Unter diesen Bedingungen kommt es bei *geschlossenem Thorax* zur CO_2-Akkumulation mit entsprechender p_H-Verschiebung zur sauren Seite. *Nach Thoraxeröffnung* sinkt bei gleichbleibender Ventilation der CO_2-Gehalt des Blutes wieder ab, und es entwickelt sich im Verlauf der Operation eine deutliche Alkalose

Abb. 24: In diesem Beispiel steigt bei gleichbleibender Bruttoventilation, aber erhöhter alveolarer Ventilation, die CO_2-Konzentration ebenfalls an, so lange der Thorax geschlossen ist. Nach Thoraxeröffnung erkennt man, wiederum unter gleichen Ventilationsbedingungen, einen Abfall der CO_2-Werte und einen Anstieg des p_H bis in den alkalotischen Bereich.

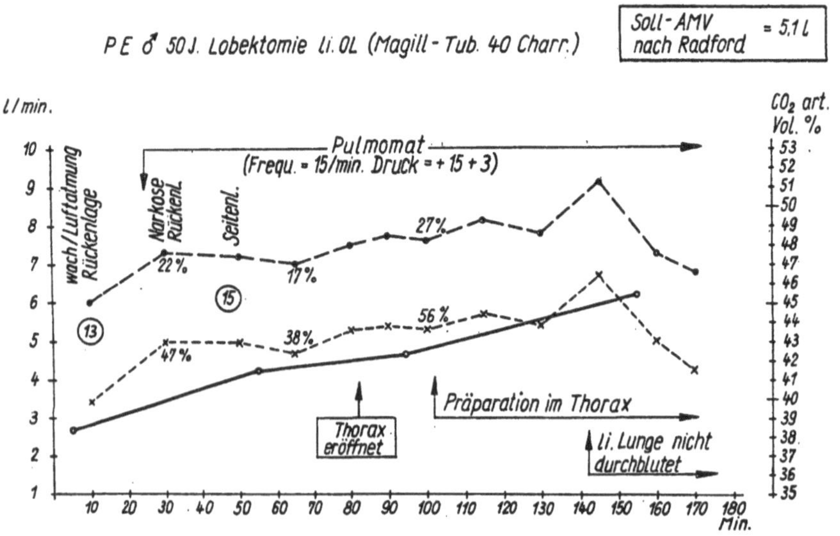

Abb. 25. Hyperventilation um 20—25% ist knapp ausreichend, um die CO_2-Konzentration im Arterienblut annähernd konstant zu halten

Abb. 25: Hier ist die erhöhte Ventilation eben gerade ausreichend, um die pränarkotische CO_2-Konzentration im arteriellen Blut annähernd aufrechtzuerhalten. Der letzte CO_2-Wert (ganz rechts in der Abb.) fällt aus diesem Rahmen, weil z. Z. der Blutentnahme die linke Lunge schon einige Zeit nicht durchblutet, aber noch ventiliert war. Erst nach der Blutentnahme wurde sie aus der Ventilation herausgenommen. Dann sank auch sofort die Bruttoventilation ab.

Abb. 26: Bei diesem Patienten haben wir absichtlich mehr als notwendig hyperventiliert. Aber man sieht, daß dadurch am geschlossenen Thorax noch keine allzu starken Verschiebungen des

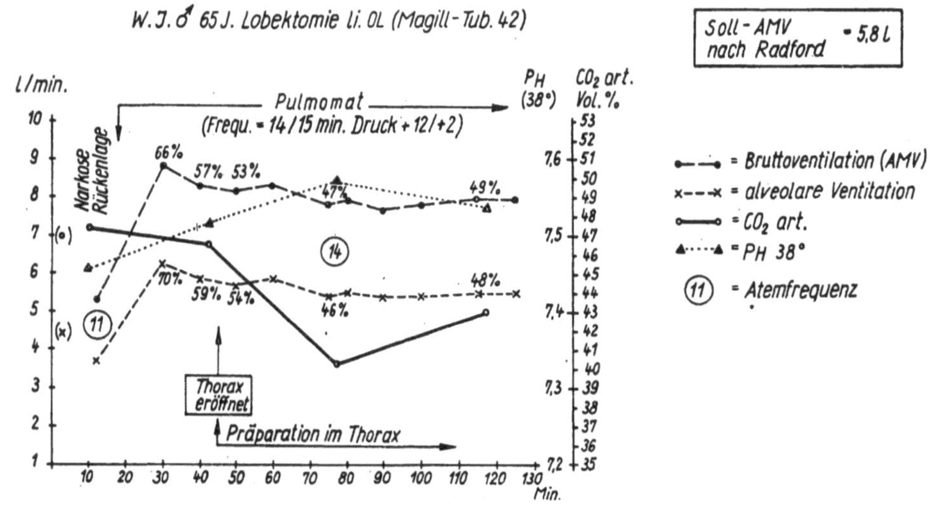

Abb. 26. Verglichen mit dem Ausgangswert in Narkose wurde bis zur Thoraxeröffnung um 60—70% hyperventiliert. Diese Hyperventilation hat bei geschlossenem Thorax nur eine geringe, nach Thoraxeröffnung dagegen eine stark Verschiebung der CO_2- und p_H-Werte nach der alkalischen Seite zur Folge. (In diesem Falle wurde die Operation nach der Pleuraeröffnung nicht unterbrochen)

Säurebasengleichgewichts nach der alkalotischen Seite auftreten. Diese werden erst nach der Thoraxeröffnung markanter.

Daraus geht m. E. hervor, daß im Gegensatz zu der Annahme STEADS die Thoraxeröffnung nicht zu einer Funktionsstörung der Lunge führen kann. Das trifft mit Sicherheit für den *unberührten* offenen Thorax (nur Ventilation, keine chirurgischen Manipulationen) zu. Aber auch die Präparation im Thorax verursacht — wenigstens bei dem Vorgehen unserer Chirurgen — keine wesentlichen Ventilationsstörungen.

In einer früheren Mitteilung, auf die Herr STOFFREGEN schon hingewiesen hat, konnten wir zeigen, daß die alveoläre CO_2-Konzentration auf der Seite des eröffneten Thorax regelmäßig niedriger ist als auf der Seite des geschlossenen Thorax. Wir führten das sowohl auf eine effektive Mehrventilation der Lunge als auch auf eine Volumverschiebung zugunsten des Atemvolumens auf der Seite der Thoraxeröffnung als Folge der breiten Pleuraeröffnung zurück. Eine Mehrventilation der Lunge auf der Seite der Thoraxeröffnung konnten wir damals nicht in jedem Falle nachweisen. Das lag z. T. an der nicht sehr geeigneten Meßmethode, z. T. aber auch daran, daß während des chirurgischen Eingriffs gemessen wurde.

Zusammen mit Herrn HOLMDAHL und Herrn ÖBRINK konnten wir aber im vergangenen Jahr in Uppsala pneumotachographisch feststellen, daß eine Mehrventilation der Lunge auf der eröffneten Thoraxseite eine regelmäßige Folge der breiten Pleuraeröffnung ist zumindest, so lange die Lunge vom Chirurgen nicht verdrängt wird. Dazu möchte ich Ihnen zwei Abbildungen demonstrieren.

Abb. 27 zeigt ein mit Hilfe des CARLENS-Tubus von beiden Lungen getrennt abgenommenes Pneumotachogramm bei geschlossenem Thorax und künstlicher Beatmung mit dem Vibrator. Der Patient befand sich in linker Seitenlage und es wurde rechts thorakotomiert. Die obere Kurve stammt von der rechten, die untere von der linken Lunge. Die (im Vergleich zur „oberen" Lunge) größere exspiratorische Gasstromgeschwindigkeit im Pneumatachogramm der „unteren" Lunge ist wahrscheinlich ein Lagerungseffekt (vgl. HIRDES u. a.). Im übrigen verlaufen beide Kurven ziemlich gleich und umschreiben annähernd gleiche Flächen.

Abb. 28 zeigt am gleichen Patienten den Einfluß der breiten Pleuraeröffnung auf die Wirksamkeit der künstlichen Beatmung. Bei konstantem Beatmungsdruck umschreiben beide Kurven nunmehr eine wesentlich größere Fläche. Während die Zunahme auf der Seite des geschlossenen Thorax (untere Kurve) nur Prozente ausmacht, beträgt sie auf der Seite der Thoraxeröffnung ein Mehrfaches des ursprünglichen Wertes. Leider ist das nicht so gut zu erkennen, weil die Kurven, um sie auf dem Papierstreifen unterzubringen, ineinander projiziert werden mußten.

Diese Befunde waren mit Regelmäßigkeit reproduzierbar, vorausgesetzt, daß der CARLENS-Tubus, dessen Position in jedem Falle durch Röntgenaufnahmen kontrolliert wurde, korrekt lag.

E. BÜCHERL:

Wurden diese Beobachtungen bei Seitenlage gemacht?

L. BARTH:

Ja, dieser, und die meisten anderen Befunde wurden bei Seitenlage der Patienten erhoben. Gleiche Beobachtungen konnten wir jedoch auch bei der OVERHOLT-Lage machen. Dadurch läßt sich, glaube ich, wohl ausschließen, daß die Thoraxeröffnung eine Lungenfunktionsminderung zur Folge habe.

BARK u. MAURATH vertreten die Ansicht, daß die Azidoseneigung bei künstlicher Normoventilation teilweise auf die veränderten Zirkulationsverhältnisse im Lungenkreislauf und zum anderen Teil auf eine verminderte CO_2-Bindungsfähigkeit optimal oxygenierten Blutes zurückgehe. (BARKS Beobachtungen wurden bei Beatmung mit reinem O_2 angestellt.)

Zu dem ersten Punkt kann ich mich nicht äußern. Was aber den Einfluß der Oxygenierung des Arterienblutes angeht, kann ich feststellen, daß das nicht von ausschlaggebender Bedeutung sein kann. Unsere Befunde wurden bei Beatmung mit einem N_2O-O_2-Gemisch im Verhältnis 2 : 1 erhoben. Auf Grund einiger O_2-Bestimmungen im Arterienblut, die durchaus keine optimalen Werte ergaben, läßt sich aussagen, daß das Phänomen der CO_2-Retention bei künstlicher Beatmung auch bei weniger guter Oxygenierung des Arterienblutes zu beobachten ist.

Da mit diesen Feststellungen keine befriedigende Erklärung des merkwürdigen Phänomens gegeben war, haben wir noch weitere Einflüsse untersucht.

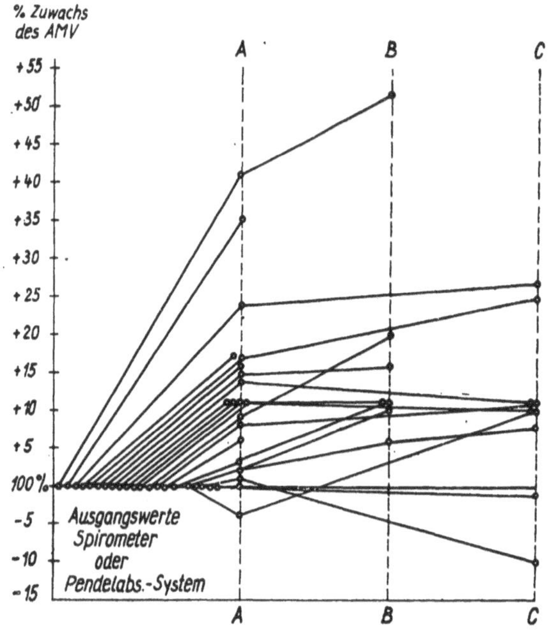

Abb. 29. Veränderungen des Ruhe-AMV gesunder Versuchspersonen bei Atmung aus einem Kreislaufnarkosegerät. A = Kreislaufnarkoseapparat mit Gesichtsmaske. B = desgl., jedoch mit zwischengeschalteter Stenose von 10 mm Ø und 2,5 cm Länge. C = wie A, aber mit eingeschalteter Stenose von 7,5 mm Ø und 2,5 cm Länge

Bedingungen:

1. 15 Min. Ruhelage vor Versuchsbeginn
2. Rückenlage
3. O_2-Atmung bei allen Untersuchungen
4. Gesamtversuchsdauer mindestens 45 Min.

Die AMV sind Mittelwerte einer mindestens 10-minutigen Atmungsperiode

Durchschnittlicher AMV-Zuwachs = ca. 12%

Läßt man gesunde Versuchspersonen aus einem Spirometer etwa 15 Minuten lang reinen O_2 atmen und schaltet dann unter im übrigen gleichen Versuchsbedingungen zwischen Spirometer und Versuchsperson einen Kreislaufnarkoseapparat ein, so ändert sich das AMV ebenfalls.

Bei 21 Versuchspersonen fanden wir unter diesen Bedingungen in fast allen Fällen eine Zunahme des AMV. Die mittlere Zunahme betrug rund 12% (Abb. 29). Die unter den genannten Bedingungen gefundenen Werte sind auf der Linie A eingetragen. Bei B und C wurde zusätzlich in das Atemsystem eine Stenose von 2,5 cm Länge und 10 (Linie B) bzw. 7,5 mm Durchmesser (Linie C) eingeschaltet. Eine weitere Zunahme des AMV fand dadurch nicht statt. Daraus schließe ich, daß die beobachteten Atmungsveränderungen unter dem Einfluß der Narkoseapparate auf Veränderungen des funktionellen Totraums zurückgehen und nicht auf die Atemwiderstände der Apparate. Zudem haben wir Geräte mit sehr unterschiedlichen Atemwiderständen bei gleichen Versuchspersonen benutzt, ohne von den in Abb. 29 aufgezeichneten Befunden abweichende Ergebnisse zu erhalten.

Dieser Punkt scheidet aber als ätiologischer Faktor für die CO_2-Retention bei künstlicher Beatmung aus, weil wir die AMV bei Spontanatmung und künstlicher Beatmung, die wir vergleichen, immer bei vorgeschaltetem Narkoseapparat gemessen haben.

1956 haben BROWNLEE u. Mitarb. sowie WU c. s. mitgeteilt, daß unter der Narkose regelmäßig eine recht beträchtliche *Verminderung der Lungen-compliance* bzw. der *Lungen-Thorax-compliance* zu verzeichnen sei. Dadurch wird bei Spontanatmung wie bei künstlicher Beatmung der Gasaustausch insgesamt verschlechtert. CO_2-Elimination und O_2-Aufnahme nehmen ab (GAENSLER). *Bei Spontanatmung tritt automatisch eine Erhöhung des AMV ein* (WU c.s.), *bei künstlicher Beatmung muß sie offenbar durch den Anästhesisten erfolgen.*

Es scheint aber noch ein weiterer Faktor im Spiel zu sein. Denn Herr FREY hat bei seinen 1952 veröffentlichten Untersuchungen über zentrale Wirkungen der Muskelrelaxantien eine sehr merkwürdige Beobachtung gemacht: Waren seine Versuchstiere narkotisiert und Beatmungsvolumen und -frequenz auf einen konstanten CO_2-Spiegel im Blut einreguliert, dann mußte nach Applikation des zu prüfenden Muskelrelaxans jedesmal die Beatmungspumpe auf ein neues, und zwar höheres AMV eingestellt werden, sollte die CO_2-Konzentration im Blut konstant bleiben.

Herrn Prof. LOHMANN verdanke ich den Hinweis auf eine mögliche Veränderung der Carboanhydraseaktivität. Dieser Hinweis und die Beobachtungen von Herrn FREY veranlaßten Herrn ÖBRINK und mich, in vitro-Untersuchungen mit Muskelrelaxantien und Carboanhydrase im Physiologischen Institut der Universität Uppsala aufzunehmen. Die Untersuchungen wurden bisher nur mit d-Tubocurarinchlorid durchgeführt und sind aus äußeren Gründen noch nicht zum Abschluß gekommen. Auf Grund der bisherigen Untersuchungsergebnisse kann aber schon gesagt werden, daß d-Tubocurarinchlorid in vitro eine ca. 50%ige Inhibition der Carboanhydraseaktivität verursacht. Wenn man diesen Befund mit den Veränderungen des Säurebasenstoffwechsels vergleicht, die der bekannte Carboanhydrasehemmstoff Diamox hervorruft, dann darf man wohl annehmen, daß die Muskelrelaxantien, oder wenigstens Curarin, ähnliche Wirkungen auch in vivo haben können.

Die Neigung zur Azidose bei künstlicher Beatmung ist in der Praxis ja nicht schwer zu beherrschen. Man muß eben hyperventilieren. Da meist weder das Ruhe-AMV eines Patienten bekannt ist, noch die Ventilation regelmäßig gemessen wird, liegt die Schwierigkeit darin, zu beurteilen, ob man wirklich hyperventiliert oder nicht. Wir behelfen uns damit, daß wir nach anfänglicher Vollcurarisierung mit der Reinjektion so lange zögern, daß die Spontanatmung einsetzen müßte, wenn der Patient unterventiliert ist. Bei Hyperventilation kommt man dann mit Relaxansdosen aus, die nur die Extremitätenmuskulatur erschlaffen. Dieses Vorgehen ist den meisten Operationsverfahren zuträglich.

Es ist in diesem Zusammenhang vielleicht noch die Frage aufzuwerfen, ob mit der Wechseldruckbeatmung auch der Gasaustausch verbessert werden kann. Theoretisch dürfte man das erwarten, weil der exspiratorische Atemwiderstand des aus Trachea und Bronchien, Tubus und Schlauchsystem des Narkoseapparates zusammengesetzten Röhrensystems überwunden wird. Untersuchungen von GORDON u. Mitarb. haben aber ergeben, daß zwischen intermittierender Überdruck- und Wechseldruckbeatmung keine wesentlichen Unterschiede bezüglich der Ökonomie des Gasaustausches bestehen. Diese Resultate sind m. W. jedoch noch nicht nachgeprüft und bedürfen noch der Bestätigung.

H. FÜRNISS:

Die Untersuchungen von BARK und auch Ihre Untersuchungen, die scheinbar ergeben, daß bei künstlicher Beatmung während der Narkose bis zu 30% hätte mehr ventiliert werden müssen als bei Spontanatmung, setzen voraus, daß die Messung des effektiven Beatmungsvolumens sehr exakt und sehr kritisch vorgenommen wird. Ich weiß, daß damals bei dem System, das BARK angewandt hat, die Gasuhr an völlig falscher Stelle saß, so daß seine Zahlen in l/min gar nicht stimmten. Und ich möchte Sie jetzt ganz exakt fragen, Herr BARTH, wo saß bei Ihren Messungen die Gasuhr? Das ist die erste Frage.

Zweitens: Wenn in ein völlig geschlossenes System von außen nur so viel Gas hineinfließt, wie der Patient verbraucht, also praktisch so viel O_2, wie seinem Grundumsatz entspricht, dann ist bei Beatmungsgeräten, wie Sie sie verwandt haben, beim Pulmomat z. B., das verdrängte Volumen gleich dem des von der Lunge aufgenommenen Volumens. Wenn Sie aber, wie Sie vorhin andeuteten, einen recht erheblichen Frischgasstrom in das System hineingeleitet haben, so daß Sie bei der Aufwärtsbewegung des Pulmomatbalges gar nicht auf negative Druckwerte kamen, dann haben Sie einen großen Fehler gemacht, wenn Sie annehmen, daß das nun vom Pulmomat verdrängte Volumen in die Lunge gelangt wäre. Von dem in das Kreislaufsystem hineingegebenen Frischgas muß man die Hälfte abziehen. — Warum kamen Sie nicht zu negativen Druckwerten? Stellen Sie sich vor: Es fließt ja ständig Frischgas von außen zu. Wenn der Pulmomatbalg, der beispielsweise auf 500 ccm Hub eingestellt war, nach oben geht und damit die Exspiration einleitet, so füllt sich dieser Balg nicht nur mit der Ausatemluft aus der Lunge, sondern auch mit Frischgas von außen. Beispielsweise kommen 300 ccm aus der Lunge und 200 ccm Frischgas von außen. Und wenn jetzt bei der nächsten Inspiration der Balg wieder nach unten geht, können auch nur 300 ccm in die Lunge hineingegeben werden und nicht 500 ccm, die am Pulmomat eingestellt sind.

M. ZINDLER:

200 ccm pro Minute!

H. FÜRNISS:

Nein, pro Hub! Man kann sich folgendes vorstellen, Herr ZINDLER. Wenn Sie einen großen Balg haben von, sagen wir, 10 Liter Fassungsvermögen, welcher einmal in der Minute herauf und einmal heruntergeht, und dazu eine Riesenlunge von ebenfalls 10 Liter Rauminhalt und Sie geben 6 Liter Frischgas in das System, dann werden, falls Inspirations- und Exspirationszeit gleich sind, von den durchfließenden 6 Litern 3 Liter während der Exspirationsphase in den Balg hineinkommen. Dann können also nur 7 Liter aus der Lunge kommen, und wenn ich bei der nächsten Inspiration die Lunge wieder auffülle, dann kann sie nur 7 Liter aufnehmen.

Da ist von Herrn RESSEL in Göttingen eine Arbeit veröffentlicht worden, in der er einen Gasverlust bis zu 50% bei der Beatmung mit unserem Pulmomaten angegeben hat. Er hat sich aber verrechnet. Wenn ich nämlich eine im Vergleich zum AMV doppelt so große Frischgasmenge in das System hineingebe, z. B. bei einem erwünschten AMV von 10 l/min 20 l/min Frischgas, dann wird der Patient überhaupt nicht beatmet. Der Balg geht schon herauf und herunter, aber es gelangt nichts in die Lunge. Und da, glaube ich, liegt der Grund für manche Fehlüberlegungen. Denn wir wissen heute nach exakten Messungen bei Polio-Patienten, die schon jahrelang beatmet werden, daß sie nicht hyperventiliert werden müssen, wie Sie sagen, Herr BARTH. Es ist also nicht eine 30%ige Hyperventilation notwendig, um die Kohlensäure konstant zu halten. Und ich glaube, diese ganzen Untersuchungen müssen, vom ganz simplen physikalischen Standpunkt aus gesehen: wie messe ich und was nenne ich Beatmungsvolumen, noch einmal kritischst wiederholt und beleuchtet werden. Da liegen Fehler, die ganz erheblich sind.

In die Trachea sollte man die Gasuhr einsetzen, dann könnte man keine Fehler machen. Aber das geht nicht und deshalb ist es notwendig, sie so weit als möglich nach vorn zu bringen. Wenn man sie im Einatemschenkel direkt an das *Y*-Stück hängt, dann entsprechen die dort angegebenen Werte praktisch dem effektiven Wert. Wenn ich aber die Gasuhr hinten an den Schläuchen unterbringe, dann kommt das ganze elastische System der Schläuche mit hinzu. Wir wissen, daß bei künstlicher Beatmung mit einem Druck von + 20 cm H_2O durch Dehnung der Faltenschläuche des Apparates pro Hub ungefähr 80—90 ccm einfach versacken. Die gehen in die ‚Vorlunge' der elastischen Schläuche. Die Größe des Verlustes ist nun auch noch abhängig von der Elastizität der Schläuche. Die gemessenen 80—90 ccm ergaben sich bei den relativ starren Dräger-Atemschläuchen. Bei weichen Schläuchen ist dieser Gasverlust pro Hub noch größer. Wenn die Gasuhr hinten sitzt, also patientenfern, dann werden diese Gasmengen mitgemessen, waren aber nie in der Lunge!

Das sind also zwei Fehlerquellen, die man unbedingt berücksichtigen muß: Einmal das elastische Glied des Systems und zum anderen der Zufluß an Frischgas.

Wenn Sie vorhin sagten, Sie hätten keinen negativen Druck erreicht, weil die Frischgaszufuhr zu groß war, dann ist das fast schon ein Beweis für mich, daß hier nicht kritisch genug gearbeitet wurde.

E. BÜCHERL:

Es wäre unter diesen Umständen aber ganz sinnvoll, wenn die Druckmesser nicht am Pulmomaten angeschlossen würden, sondern näher am Patienten.

H. FÜRNISS:

Wir wollen mit dem Apparat keine wissenschaftlichen Druckmessungen machen, Herr BÜCHERL, sondern nur einen gewissen Anhaltspunkt für den Narkotiseur geben. Der Druck stellt sich bei der Volumensteuerung doch von ganz allein ein: Beim elastischen Thorax ist er niedrig, beim starren Thorax hoch.

L. BARTH:

Ich möchte gleich auf Ihre erste Frage antworten, Herr FÜRNISS.

Die Versuchsanordnung ist hier skizziert (Abb. 30): Das Überdruckventil am Apparat war gewöhnlich auf 15 cm H_2O eingestellt. Vom Pulmomat ging der Gasstrom über den Inspirationsschlauch zu einer Trockengasuhr der Fa. Parkinson & Cowan (London), und dann über einen kurzen Verbindungsschlauch zum *Y*-Stück und Tubus.

Wir haben also die Gasuhr *patientennahe* im Inspirationsschenkel gehabt. Gewöhnlich wird die Anordnung der Gasuhr im Exspirationsschenkel als exakter bezeichnet, weil dann wirklich nur das aus der Lunge kommende Gas gemessen wird. Wir haben aber bei *geschlossenem* und bei *offenem* Thorax messen wollen. Durch Kompression der Lunge während der Operation wären im letzteren Falle sicher Unregelmäßigkeiten aufgetreten, die unsere Meßergebnisse sehr hätten verfälschen können. Deshalb blieben wir bei der Anordnung der Gasuhr im Inspirationsschenkel.

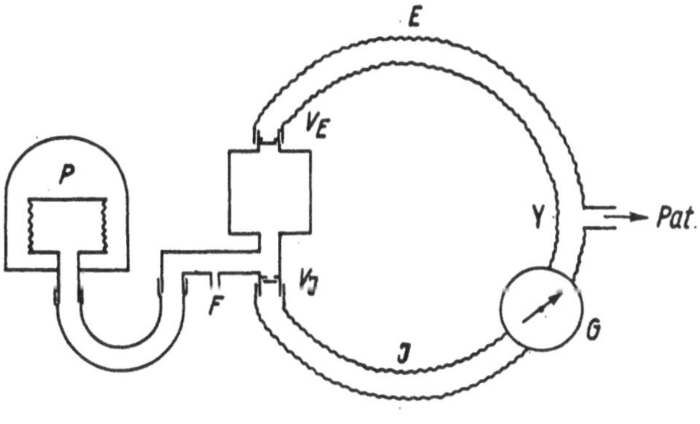

Abb. 30. Schema der Versuchsanordnung

P = Pulmomat
F = Frischgaszuleitung
G = Gasuhr
Y = Y-Verbindungsstück
E = Expirationsschenkel
I = Inspirationsschenkel
V_E = Expirationsventil
V_I = Inspirationsventil

Der Frischgaszustrom wurde aus rein anästhesiologischen Erwägungen, die ich hier nicht näher erläutern will, bei 3 l/min gehalten. Es wurde ein N_2O/O_2-Gemisch im Verhältnis 2 : 1 angewandt. Damit ist eigentlich schon gesagt, daß wir nicht mit völlig geschlossenem System arbeiteten. Die überschüssige Gasmenge ging nämlich während der Inspiration durch das auf 12—15 cm H_2O eingestellte Überdruckventil verloren. Aus diesem Grunde trifft Ihr Vergleich mit der Riesenlunge für unsere Verhältnisse nicht zu. Übrigens haben Sie bei dieser Betrachtung die Gasaufnahme in der Lunge sowie die CO_2-Absorption am Atemkalk vernachlässigt.

Wenn diese Mengen auch verhältnismäßig klein sind, so kann doch niemals so viel Gas in den Atembeutel zurückkommen, wie in die Lunge hineingedrückt wurde.

Daß die Höhe des Frischgaszustromes für unsere Ventilationsmessungen ohne Bedeutung war, läßt sich vielleicht mit einem Rechenexempel zeigen. Es stützt sich auf folgende Tatsachen und Beobachtungen:

Frischgaszustrom 3000 ml/min
Beatmungsfrequenz ca. 15/min
Pulmomat auf maximalen Hub eingestellt (= 700 ml laut Eichskala)
Überdruckventil auf 12 bis 15 cm H_2O eingestellt
Von der Gasuhr angezeigtes AV 450—550 ml.

Während der Inspirationsphase wurden demnach rund 200 ml pro Hub durch das Überdruckventil aus dem System abgeblasen. Da diese Gasmenge nicht in die Lunge gelangte und somit auch nicht wieder in den Atembalg kommen kann, hat der Atembalg exspiratorisch eine *freie Kapazität* von ca. 200 ml pro Hub.

Bei 3 l/min beträgt der Frischgaszustrom in das System

$$3000 : 60 = 50 \text{ ml/sec.}$$

Bei einer Frequenz von 15/min dauert ein Atemzug (bestehend aus In- und Exspiration) 4 Sekunden. Da die Exspirationsphase beim Pulmomat nicht viel länger als die Inspirationsphase ist (In: Ex = 1 : 1,25), fließen während der Exspiration im Höchstfalle 150 ml Frischgas in das System, weniger also als während der Inspiration abgeblasen wurde.

Außerdem wird aber von dem angebotenen Gasgemisch O_2 und N_2O in das Lungenblut aufgenommen sowie das abgeatmete CO_2 vom Atemkalk absorbiert. Um diesen Betrag, den man annähernd errechnen kann, ist daher das Exspirationsvolumen kleiner als das Inspirationsvolumen: Wenn der O_2-Verbrauch/min. 300 ml beträgt, so werden in der Sekunde 5 ml O_2 aufgenommen, während eines Atemzuges von 4 Sekunden Dauer also etwa 20 ml. Fast ebensoviel CO_2 wird aus dem Blut abgegeben und vom Atemkalk absorbiert, bevor die Exspirationsluft in den Atembalg gelangt. Vernachlässigen wir völlig die in der gleichen Zeitspanne vom Blut aufgenommene N_2O-Menge, dann ist jedes exspiratorische Atemvolumen notgedrungen um annähernd 40 ml kleiner als das inspiratorische. Somit erhöht sich die freie exspiratorische Kapazität des Atembalges auf etwa 250 ml, während nur 150 ml Frischgas in der gleichen Zeit angeboten werden. Der Frischgaszustrom kann also nicht die Ursache für das Ausbleiben des negativen Druckes sein. — Obwohl wir bei unseren Untersuchungen durchaus nicht auf negative Druckwerte angewiesen waren, empfanden wir diesen Mangel doch als einen Nachteil des Gerätes.

H. Fürniss:

Das ist es ja gerade! Das haben wir vor 4 oder 5 Wochen auch noch nicht gewußt: Wenn die Gasuhr an der von Ihnen angegebenen Stelle sitzt, also vor den Ventilen, vom Patienten aus gesehen, und Sie beatmen mit einem Druck von 15 cm H_2O und einer Frequenz von 16/min, dann hat die Gasuhr am Ende der Inspiration ein ganz bestimmtes Volumen angezeigt. Der positive Druck wird unterbrochen und die Ausatemluft bewegt sich dahin, wo sie sich mit der Atmosphäre ausgleichen kann. D. h., das ganze Volumen, das Sie hineingedrückt haben, muß wieder herauskommen.

Die Faltenschläuche, diese elastischen Gebilde, dehnen sich der Länge und der Breite nach bei der Beatmung. Das ist ja deutlich zu sehen, daß sie sich beim Beatmen bewegen. Wir haben gemessen, daß in zwei solchen Schläuchen bei einem Druck von 15 cm H_2O pro Hub 60 ccm Gas verlorengingen. Diese 60 ccm werden von der Gasuhr angezeigt, waren aber nie in der Lunge. Und zwar werden sie in der Gasuhr angezeigt, weil sie die Ventile hinten sitzen haben.

Drückt man vom Atembalg in das System hinein, dann füllt es sich auf, wird dick. Der größte Teil des Gases geht in die Lunge, aber ein Teil geht durch das Y-Stück in den Exspirationsschenkel. Dieser Anteil ist durch die Gasuhr gegangen, war aber nie in der Lunge. Der Inspirationsschlauch wurde während der Inspiration aufgeblasen. Dieses Volumen geht dann zu Beginn der Exspiration durch die Gasuhr in Richtung Exspirationsventil. Wir setzen daher bei unserem Polio-Beatmungsgerät seit allerneuester Zeit unsere Ventile und die Gasuhr ganz vorn an das Y-Stück. Dann passiert gar nichts mehr.

Wir konnten das sehr deutlich machen: Sind die Ventile hinten, und wir halten das Y-Stück zu, dann spielt es gar keine Rolle, ob die Gasuhr hinten oder vorn am Y-Stück sitzt. Lassen wir den Pulmomat jetzt laufen, dann bewegt sich die Gasuhr jedesmal um 60 bis 70 ccm, je nach dem Druck. Liegen aber die Ventile vorn im Y-Stück, und wir machen denselben Versuch, dann steht die Gasuhr still. — Da liegen die Fehler! — Sagen wir:

$$16 \times 60 \text{ ccm} = 960 \text{ ccm}.$$

Rund 1 l/min werden von der Gasuhr angezeigt und waren nie in der Lunge. Also da bitte ich, die Sache einmal exakt zu betrachten. Sicher ist an den Untersuchungen, die in Schweden über Curare gemacht wurden, etwas dran. Aber diese Ausmaße, 30% mehr ventilieren zu müssen als bei Spontanatmung, scheinen mir durch Mißachtung solcher einfacher physikalischer Dinge entstanden zu sein.

M. Holmdahl:

Ich glaube auch, daß das so ist, und diese Untersuchungen müssen nachgeprüft werden. Die Gasuhr ist sowieso nicht gut, weil man immer abhängig ist von der Gasstromgeschwindigkeit bei einem solchen Gerät. Man sollte diese Untersuchungen nachprüfen, weil sie sehr interessant sind, und ich schlage vor, dabei einen Pneumotachographen anzuwenden. Einen Pneumotachographen, der nach dem strain gauge Prinzip arbeitet, kann man sehr gut auch in den Tubus hineinlegen. Wir haben solche pneumotachographischen Kurven schon gesehen (s. Barth). Man kann das Instrument nachher eichen und aus der umschriebenen Fläche das Volumen berechnen.

Wir haben uns mit der Frage der Ventilationserhöhung nicht direkt befaßt. Aber wir haben zusammen mit Herrn Barth u. a. in Uppsala Untersuchungen durchgeführt, wobei wir vor und nach der Thoraxeröffnung die Bruttoventilation und ihren Einfluß auf das Säurebasengleichgewicht untersuchten. Das ist ja eine ganz andere Sache. Dabei fanden wir folgendes: Wenn wir mit konstantem Druck beatmeten, bekamen wir nach der Thoraxeröffnung eine erhöhte alveoläre Ventilation. Das ergibt sich ganz von selbst. Denn nach der Thoraxeröffnung ist der Widerstand gegen den Gasstrom geringer geworden und darum erzeugt der gleiche Druck ein größeres Volumen. Aber wenn wir mit konstantem Volumen beatmeten, dann änderte sich die alveoläre Ventilation nicht. Wir fanden nach der Thoraxeröffnung eine unveränderte H-Ionenkonzentration, wenn wir mit konstanten Volumina arbeiteten und eine Alkalose, wenn wir mit konstanten Drucken beatmeten.

Wir haben diese Untersuchungen durchgeführt, weil Stead, W. W., Martin, F. E. and Jensen, N. K. (J. Thoracic Surgery 12, 435, 1953) geschrieben haben, daß man bei intrathorakalen Operationen immer eine respiratorische Azidose bekommt, auch wenn die Bruttoventilation erhöht ist. Das hängt wahrscheinlich damit zusammen, daß Stead und Mitarbeiter gemessen haben, während die Chirurgen im Thorax arbeiteten und die Lunge verdrängten. Wir haben dagegen unsere Chirurgen gebeten, nach der Thoraxeröffnung für 15 Minuten das Operationsfeld nicht zu berühren. Währenddessen haben wir die Untersuchungen durchgeführt und die genannten Resultate erhalten. Denn wenn die Chirurgen im Thorax arbeiten, kann man keine physiologischen Messungen machen.

NEUHAUS:

Es ist richtig, daß auch eine Gasuhr bei hohen Durchflußgeschwindigkeiten erhebliche Fehler aufweist. Aber der Pneumotachograph ist nicht viel besser, wenn hohe Volumina gemessen werden sollen. Erreicht man mit den gebräuchlichen Pneumotachographen die kritische Geschwindigkeit, oberhalb deren turbulente Strömung auftritt (über 800 ml/sec), so treten erhebliche Fehler auf. Bei einer Strömungsgeschwindigkeit von 800 ml/sec bestimmten wir den mittleren Fehler des gemessenen Volumens auf 0,8%, bei 940 ml/sec auf 6,9% und bei 1050 ml/sec auf 39,7% (s. NEUHAUS, G., Zeitsch. f. d.ges. Exp. Med. **119**, 14, 1952).

Wir haben diese Verhältnisse anläßlich der Ausarbeitung einer Methode zur Gewinnung von Alveolarluft beim untrainierten Patienten untersucht. Bei dem Exspirationsstoß treten auch höhere Geschwindigkeiten des Luftstroms auf, wodurch das exspiratorische Volumen fälschlich sehr stark vergrößert wird. Durch einen Kunstgriff, auf den hier nicht näher eingegangen werden soll, gelang es uns aber trotzdem, das gesuchte Volumen zu bestimmen.

Es würde mich weiter interessieren, ob bei den Versuchen beim einseitig offenen Thorax mit einer oder mit zwei Pumpen beatmet wurde.

Zuletzt darf ich mir noch eine methodische Frage anzuschneiden erlauben: Die alveolare CO_2-Konzentration hängt bei gegebener CO_2-Ausscheidung des Organismus ausschließlich von der Ventilatilon ab. Diese ist das Primäre, die CO_2-Konzentration das Sekundäre.

M. HOLMDAHL:

Das ist eine ganz interessante Frage. Ich habe darauf gewartet, ob sie kommen wird.

Ich bin auch der Meinung, daß sich Pneumotachographen bei großen Volumina wegen der auftretenden Turbulenz nicht so gut zur Volumenbestimmung eignen. Aber man kann bei solchen Untersuchungen eine ganz gute Kontrolle dadurch erreichen, daß man die Fläche der Inspiration in Vergleich zur Fläche der Exspiration setzt.

Was die Beatmung bei offenem Thorax betrifft, ist es natürlich so, daß wir mit *einer* Pumpe beide Lungen beatmet haben. Sonst könnte es solche Resultate, wie wir sie erhalten haben, gar nicht geben. Aber aus diesen Untersuchungen kann man die Folgerung ziehen, daß man bei offenem Thorax, wenn man mit dem Doppellumenkatheter arbeitet und die kranke Lunge nicht aus der Ventilation ausschalten will, vielleicht mit zwei Pumpen arbeiten sollte, eine für die Lunge auf der Seite des geschlossenen und eine für die Lunge auf der Seite des offenen Thorax.

L. BARTH:

Bei den Messungen, aus denen die beiden vorgewiesenen Pneumotachogramme stammten, benutzten wir zwei verschiedene, von ÖBRINK und ULFENDAHL im physiologischen Institut der Universität Uppsala entwickelte Pneumotachographen. Die Eichkurven, sowie technische Einzelheiten dieser neuartigen Geräte werden in einer in Vorbereitung befindlichen Arbeit von den genannten Autoren publiziert.

Anmerkung bei der Drucklegung:

Bei Nachprüfung der von Herrn FÜRNISS angegebenen Methode zur Messung des in den Faltenschläuchen ausweichenden Gases haben wir uns davon überzeugen können, daß bei einem Druck von 15 cm H_2O etwa 50 ml Gas durch die Gasuhr gehen, sobald der Druck nachläßt. Bei einer Beatmungsfrequenz von 15/min müßten wir also bei unseren vorgewiesenen Untersuchungen

$$15 \times 50 \text{ ml} = 750 \text{ ml}$$

vom angegebenen AMV subtrahieren, um die effektive Bruttoventilation zu erhalten.

Inzwischen haben wir jedoch die gleichen Untersuchungen mit einem völlig starren Schlauchsystem wiederholt. Hierzu wurden mit Stahldrahtspirale versteifte, dickwandige Atemschläuche der Fa. Lundia (Schweden) verwendet. Ferner lagen die Atemsteuerungsventile *im Y-Stück* und die Gasuhr befand sich in unmittelbarer Nähe des *Y*-Stückes im Inspirationsschenkel des Systems (vgl. Abb. 31).

Die in den Abbildungen 24, 25 und 26 wiedergegebenen AMV wurden mit dieser Versuchsanordnung gewonnen und bei der Drucklegung gegen drei während der Tagung gezeigte ähnliche Abbildungen ausgetauscht.

Wir finden also auch bei Ausschaltung einer Mitatmung der Schläuche zumindest *qualitativ* dieselben Verhältnisse wie bei Benutzung von dehnbaren Faltenschläuchen. Somit besteht m. E. nach wie vor die Notwendigkeit zur Hyperventilation während der künstlichen Beatmung unter der Narkose. Wir müssen nur hinzulernen, daß das Mitatmen der Schläuche ein weiterer Faktor ist, der eine Hyperventilation bei künstlicher Beatmung zur Aufrechterhaltung des Säurebasengleichgewichts erforderlich macht.

Der Unterschied zu den von Herrn Holmdahl erwähnten gemeinsamen Untersuchungen in Uppsala besteht darin, daß in Uppsala nur die Frage geprüft wurde, welche Ventilationsveränderungen die Thoraxeröffnung hervorruft. Das pränarkotische AMV wurde dabei völlig ignoriert. Infolgedessen können die dabei erhaltenen Resultate nicht zur Klärung der von mir hier vorgelegten Fragestellung — ist bei künstlicher Beatmung eine Hyperventilation notwendig? — beitragen.

H. Fürniss:

Ich möchte noch einmal anknüpfen, an das, was Herr Neuhaus sagte. Die Druckverhältnisse ändern sich sicher während der Beatmung. Wir wissen, daß beim langzeitigen Beatmen von Polio-Patienten die Drucke, welche notwendig sind, um ein ganz bestimmtes Volumen in die Lunge hineinzupressen, ganz erheblich ansteigen können, und das schon nach zwei bis drei Tagen. Ich habe gerade in München diese Frage durchdiskutiert. Dabei hat der Pädiater Hilbert eine wunderschöne Erklärung dafür gehabt, die zunächst frappierend war. Er sagte: „Das ist gar nichts besonderes. Wenn man einen Menschen beatmet, wie ein Krokodil atmet, dann wird sich seine Lunge auch wie eine Krokodilslunge benehmen.“ Das demonstrierte er am Aufbau der Krokodilslunge an Hand eines Buches. Das Krokodil verschluckt die Luft in die Lunge unter Überdruck. Es speichert die Luft unter Druck. Deswegen kann das Tier auch so lange unter Wasser bleiben. Dann muß sich die Lunge natürlich als Druckkörper ausbilden, ganz anders als unsere Lungen, die ja beim Atmen praktisch keinen Druckänderungen ausgesetzt sind, wenn man von den Druckschwankungen um 2—3 cm H_2O absieht.

In diesem Verhalten dürfte also die Erklärung liegen. Die Lunge sträubt sich gegen den Überdruck, der von innen kommt, und sie steigert ihren Tonus, so daß höhere Beatmungsdrucke für eine gleiche Effektivität der Beatmung notwendig werden. Das ist im Zusammenhang mit der Beatmung bei Poliomyelitis sicher von großer Bedeutung, bei der Beatmung während einer zweistündigen Narkose dagegen dürfte das wohl keine Rolle spielen.

H. J. Brandt:

Ich möchte zu den Ausführungen von Herrn Barth, aus denen sich eine gegenüber der Normalatmung erhöhte Ventilationsnotwendigkeit unter einer Narkose mit künstlicher Beatmung herleiten ließe, auch noch in die Debatte werfen, daß Herr Barth trotz Pulmomat-Atempumpe nur auf exspiratorische Druckwerte von ± 0 gekommen ist. Er ist dabei nicht in den zweiten Vorteil der Wechseldruckbeatmung gekommen, der neben der Wirkung auf den Kreislauf eine erhebliche Rolle spielt, und das ist die Verschiebung der Atemmittellage zur exspiratorischen Seite. Bei Überdruckbeatmung kommt es durch Verschiebung der Ausatemlage zur inspiratorischen Seite zur Erhöhung der funktionellen Residualluft mit allen schädlichen Folgen. Durch gleiches Atemvolumen ist die alveoläre O_2-Auffrischung schlechter. Es verschlechtert sich die spezifische Ventilation, d. h. das Verhältnis von AMV und O_2-Aufnahme. Es muß daher für gleiche O_2-Aufnahme mehr ventiliert werden. Nur die Wechseldruckbeatmung ist mit der physiologischen Atmung vergleichbar.

L. Barth:

Zu dem Einwand von Herrn Brandt möchte ich bemerken, daß das Fehlen von meßbaren negativen Druckwerten bei der automatischen Beatmung nicht mit einer Lungenblähung verbunden war. Die Lunge fiel nach der Thoraxeröffnung etwas zurück und berührte inspiratorisch nur sehr unvollständig die Thoraxwand.

Die Verschiebung der Atemmittellage zur exspiratorischen Seite durch Wechseldruckbeatmung ist m. E. *nur* am *geschlossenen* Thorax von Bedeutung, weil mit anderen Mitteln nicht erreichbar. Bei *eröffnetem* Thorax verschiebt sich die Atemmittellage auch ohne Wechseldruck zur exspiratorischen Seite, weil die Lunge, entsprechend den freiwerdenden elastischen Kräften, sich weiter (als normal) retrahieren kann und obendrein von den Händen der Chirurgen zusammengedrückt wird. Es kommt also auch bei intermittierender Überdruckbeatmung zu einer Verminderung der Residualluftmenge, wenn der Thorax eröffnet ist.

Ein bisher nicht erwähnter Nachteil der Wechseldruckbeatmung bei offenem Thorax ist übrigens die mit dem exspiratorischen Sog verbundene Verstärkung der Mediastinalbewegungen.

Thema II

REANIMATION

Vorsitz: M. H: son Holmdahl (Uppsala)

O. Just:

Für die Wiederbelebung haben sich in den letzten Jahren neue Gesichtspunkte und Möglichkeiten insofern ergeben, als man heute versucht, die modernen Methoden der Anästhesie auf diesem Gebiete einzusetzen. Die Reanimation ist deshalb ein sehr wichtiges und dankbares Teilgebiet der Anästhesie geworden.

Bei jeder Wiederbelebung, sei es im Operationssaal, auf der Krankenstation, in der Ambulanz oder am Unfallort sind zwei Faktoren entscheidend:

1. die möglichst rasche Wiederherstellung einer ausreichenden Ventilation der Lunge,
2. die Aufrechterhaltung oder Wiederingangbringung der Blutzirkulation im Kreislauf.

Die Hauptschwierigkeit unseres Vorgehens liegt darin, daß möglichst frühzeitig erkannt werden muß, welche Schädigung vorherrschend ist. Ist z. B. das Gehirn nur indirekt, infolge respiratorischer Insuffizienz durch Sauerstoffmangel, in seinen Funktionen gestört, so liegt der Schwerpunkt unseres Vorgehens auf der raschen und vollständigen Wiederherstellung des Gasstoffwechsels durch hohe Sauerstoffgaben und ausreichende CO_2-Elimination im Sinne einer assistierten oder künstlichen Beatmung. Liegt dagegen primär eine insuffiziente Herzleistung mit Bewußtlosigkeit vor oder droht gar ein absolutes Versagen des Herzens, so ist eine direkte Herztherapie erforderlich und diese steht an erster Stelle. Obwohl diese beiden Faktoren in der Wiederbelebung eng miteinander verbunden sind und sich nicht streng trennen lassen, mögen sie hier dennoch gesondert besprochen werden. Deshalb sei zunächst die *respiratorische Wiederbelebung* mit dem Ziele der Wiederherstellung eines ausreichenden Gasstoffwechsels näher erläutert.

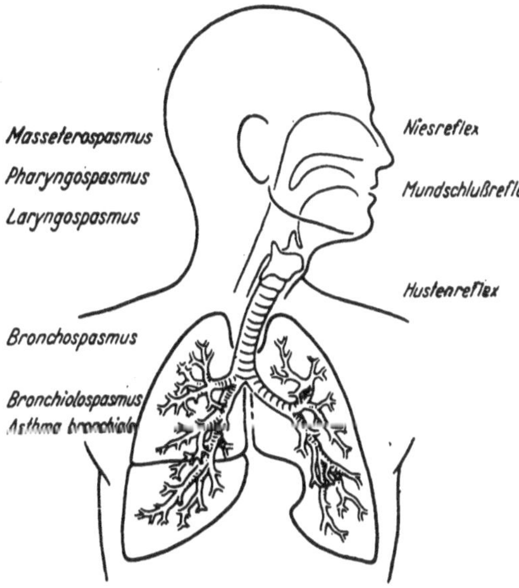

Abb. 32. Schematische Darstellung der physiologischen und pathologischen Atemschutzreflexe

Bei zahlreichen Krankheiten, Unfällen und Vergiftungen stellt die Beeinflussung des spontanen Atemmechanismus eine lebensbedrohliche Komplikation dar, deren sofortige Beherrschung über das Schicksal des Patienten entscheidet. Die Ursache einer fehlenden oder insuffizienten Spontanatmung kann einmal bedingt sein durch mechanische oder spastische Verlegung der Atemwege. Dabei muß zwischen einem akut einsetzenden Verschluß und einem langsam eintretenden Verlegen der Atemwege unterschieden werden; denn unsere therapeutischen Maßnahmen erfordern ein unterschiedliches Vorgehen.

Eine *plötzliche* mechanische Verlegung der Atemwege wird am häufigsten durch die Aspiration von Fremdkörpern verursacht. Beim Säugling und Kleinkind geschieht dies sehr häufig durch Aspiration von Erbrochenem oder aber durch Verschlucken von Gegenständen, die sich die Kinder in den Mund stecken. Wichtig ist, darauf hinzuweisen, daß bei einem Verschluß *unterhalb* der Stimmritze Schreien unmöglich ist, so daß dieses akute Ereignis sich abspielen kann, ohne daß die Umwelt etwas davon erfährt. Ein akuter Verschluß der Atemwege beim Erwachsenen ist meist durch die Aspiration von zu großen Speisestücken verursacht, aber auch sonstige Fremdkörper, wie Gebißteile oder ähnliches, können in die Luftwege eindringen und entweder in dem Raum zwischen Epiglottis und Stimmlippen oder in der Trachea oder an der Bifurkation eine völlige Wegverlegung bedingen, die in wenigen Minuten zur Asphyxie und zum Tode führen kann. Bei Unfällen kommt eine akute Asphyxie durch Wegverlegung meist durch schwere Gesichtsverletzungen mit Trümmerfrakturen von Ober- und Unterkiefer zustande oder aber durch Verschüttung und Aspiration von Fremdmaterial wie z. B. Sand, Schlamm oder Schutt bei Einsturz von Gebäuden. Bei den akuten Asphyxien im Verlauf von Infektionen und Intoxikationen handelt es sich im allgemeinen um einen plötzlichen Schleimverschluß der Luftwege infolge erhöhter Schleimproduktion. Zäher, dicker Schleim bildet sich besonders bei der bulbären Form der Poliomyelitis mit Schlucklähmung, aber auch beim Tetanus, Botulismus und bei Schlafmittelvergiftungen.

In allen diesen Fällen kommt es darauf an, in kürzester Frist freie Luftwege zu schaffen. Liegt ein kompletter Verschluß vor, d. h. ist weder bei der Inspiration noch bei der Exspiration ein Luftstrom festzustellen, dann muß unmittelbar am Unfallort eingegriffen werden. Bei partieller Verlegung genügt häufig Sauerstoffzufuhr, um den Transport zum Krankenhaus zu ermöglichen. Die Therapie besteht:

1. Bei Verschluß durch frakturierte Teile des Ober- oder Unterkiefers oder bei Zurückfallen der Zunge im Einlegen eines GUEDELschen Rachentubus bzw. in der endotrachealen Intubation.

2. Bei Verschluß mit flüssigem Material wie Eiter, Schleim, Blut, Erbrochenem in der Absaugung des Rachens und anschließender Sauerstoffverabreichung.

3. Bei totaler Fremdkörperverlegung oberhalb des Ringknorpels und schwieriger Entfernung desselben ist die Tracheotomie angezeigt.

Eine weitere Möglichkeit der akuten Asphyxie besteht in der spastischen Verlegung der Atemwege, wie sie bei gewissen Erkrankungen, am häufigsten aber im Verlauf einer Narkose vorkommen kann. Das spastische Hindernis kann in den verschiedenen Abschnitten der Luftwege auftreten und zu lebensbedrohlichen Sauerstoffmangelschäden, vor allem im Zentralnervensystem führen. Die Therapie hat sich nach der Lokalisation und Genese des Spasmus zu richten. In den meisten Fällen ist die endotracheale Intubation, dann eine reichliche Sauerstoffzufuhr möglich.

Wichtig ist die Verhütung dieser Zustände, denn im allgemeinen entstehen sie auf einer Übersteigerung der Reflexerregbarkeit infolge des Zusammentreffens mehrerer, sich gegenseitig potenzierender Faktoren.

Schließlich kann eine akute Asphyxie bei gewissen Entzündungen der Luftwege durch Membranbildung zustande kommen, wie z. B. bei der Diphtherie oder bei allergischen Zuständen durch Ausbildung eines starken Oedems besonders im Bereich der Glottis. Gelingt bei solchen Patienten nicht unverzüglich die Beseitigung des Atemhindernisses durch Absaugung oder Intubation, so ist sofort die Tracheotomie auszuführen.

In diesem Zusammenhang wäre noch die Behandlung des akut entstehenden Lungenoedems zu erwähnen, das in kürzester Zeit zur lebensbedrohlichen Asphyxie führen kann. Die Therapie der Wahl ist hierbei die sofortige endotracheale Intubation und die positive Druckbeatmung mit einem Narkosegerät, wobei auch die Ausatmung gegen einen Druck von 5—10 cm Wasser erfolgen soll. Die wiederholte Absaugung des Tracheobronchialbaumes muß zunächst die dort eingedrungene Oedemflüssigkeit beseitigen und die oberen Luftwege freihalten. Gleichzeitig empfiehlt sich ein Aderlaß oder, was sich uns besser bewährt hat, die intermittierende Stauung der 4 Extremitäten mit Blutdruckapparaten. Es gelingt mit diesem Verfahren in kürzester Zeit, massive Lungenoedeme rasch und erfolgreich zu behandeln.

Ganz allgemein gilt bei der akuten Asphyxie folgendes: Liegt nur eine reine Atemverlegung vor, dann wird nach Beseitigung des Hindernisses der nicht gestörte Atemmechanismus wieder für eine ausreichende Belüftung der Lunge sorgen. Eine vorübergehende Sauerstoffverabreichung wird dabei die Wiederherstellung physiologischer Verhältnisse unterstützen und beschleunigen.

Weit schwieriger zu beeinflussen sind die akuten Atemstörungen, bei denen peripher die Atemmuskulatur gelähmt ist oder die autonomen Zentren der Medulla oblongata beeinträch-

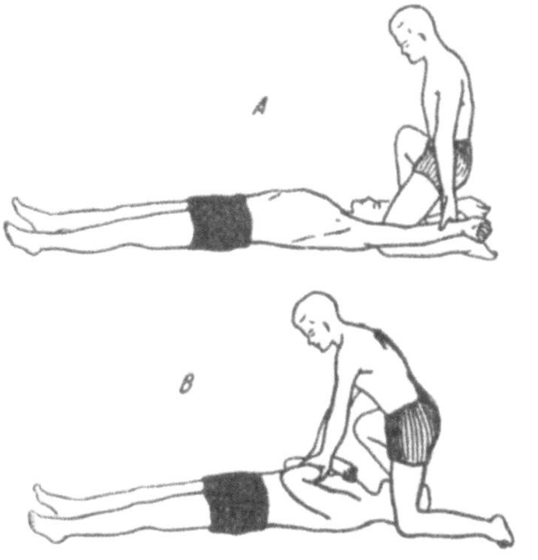

Abb. 33. Methode SILVESTER: A Einatmung; B Ausatmung

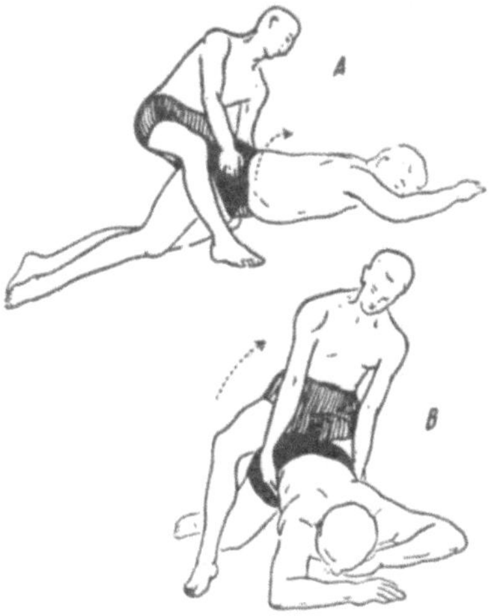

Abb. 34. Methode EMERSON: A Ansicht von der Seite beim Anheben der Hüfte und gleichzeitigem Seitwärtsrollen. B Dasselbe von vorn; Ausatmung erfolgt wie bei der Methode SCHÄFER

tigt oder ausgeschaltet sind. Solche zentralen Atemlähmungen sehen wir vor allem bei der Morphin- und Schlafmittelvergiftung, bei Erstickungen und Gasvergiftungen, bei Schädeltraumen und intracraniellen Drucksteigerungen, bei Botulismus, bei der Polyneuritis mit Landryscher Paralyse und besonders bei der Poliomyelitis. Sie erfordern meist eine Dauerbeatmung über Stunden, Tage, ja sogar Wochen.

Die Voraussetzungen, eine solche Atemstörung wieder in Gang zu bringen, können aber auf Grund der äußeren Umstände sehr verschieden sein, je nachdem wir dieser Komplikation außerhalb eines Krankenhauses, im Krankenhaus oder in einer modernen Klinik gegenüberstehen.

Zur *ersten Hilfeleistung am Unfallort* stehen die *manuellen Methoden* der künstlichen Beatmung zur Verfügung. Aus der Vielzahl der beschriebenen Verfahren geht hervor, daß es bisher keine Methode der Wahl gibt. Alle besitzen Vor- und Nachteile. Einige sind jedoch geeignet, über längere Zeit eine ausreichende Belüftung der Lunge mit genügend Sauerstoffversorgung der Gewebe zu gewährleisten. Die gebräuchlichsten Methoden sind in Abb. 33—36 zusammengestellt.

Obwohl die durch manuelle Beatmung erreichten Atemvolumina mitunter, vor allem bei alten Leuten, sehr klein sein können, sollten, falls keine anderen Möglichkeiten zur Verfügung stehen, diese Verfahren immer angewandt werden, unabhängig davon, wie die Erfolgsaussichten zunächst zu beurteilen sind. Lediglich Totenflecken und beginnende Totenstarre sollten als objektives Zeichen des eingetretenen Todes gelten.

Selbstverständlich muß die künstliche Beatmung gekonnt sein, da sie nur, fachmännisch durchgeführt, überhaupt zu einer Belüftung der Lunge führt, andererseits aber bei zu robuster Ausführung Verletzungen gesetzt werden können.

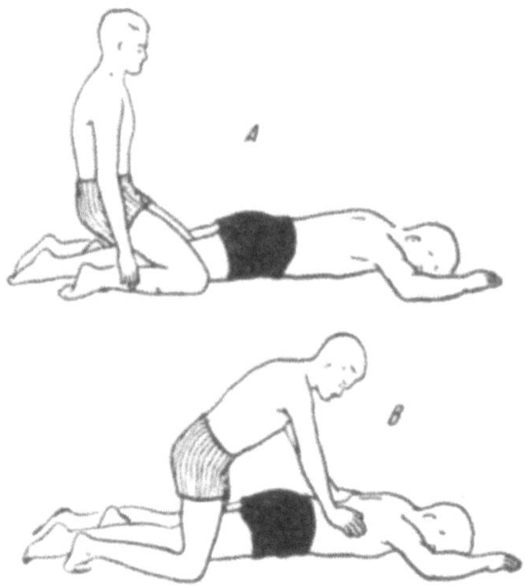

Abb. 35. Methode SCHÄFER: A Einatmung; B Ausatmung

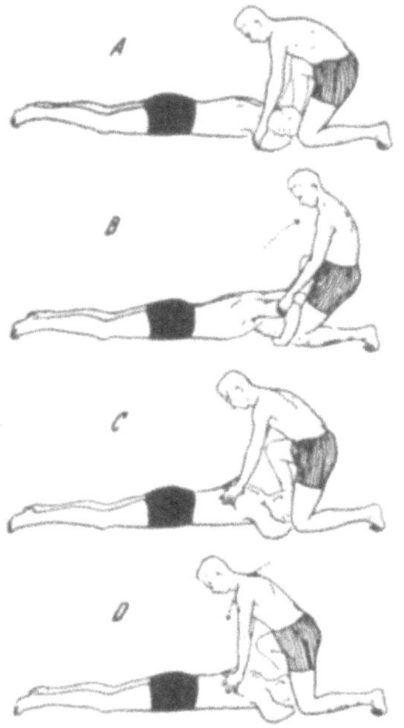

Abb. 36. Methode Holger NIELSEN: A Anlegen der Hände für die Einatmungsbewegung; B Armzug = Einatmung; C Auflegen der Hände für die Ausatmung; D Ausatmungsdruck auf den Brustkorb. (Abb. nach GORDON u. Mitarbeiter, 1951)

In neuerer Zeit wird zur ersten Hilfeleistung ein *Beatmungsbalg* eingesetzt (Abb. 37). Dieses kleine, leicht transportable Gerät ist äußerst gut auch von Laien zu bedienen und bewirkt eine ausreichende Ventilation. Es besteht aus einem Faltenbalg, dicht schließender Atemmaske und einer eingebauten Ventilsteuerung. Beatmet wird im allgemeinen mit atmosphärischer Luft, die im Bedarfsfalle durch das Zuleitungsrohr am Boden des Faltenbalges mit Sauerstoff angereichert werden kann. Dieses in der Praxis äußerst wirkungsvolle Beatmungsgerät wird von den Dräger-Werken in Lübeck hergestellt und ist unter dem Namen Reanimator im Handel.

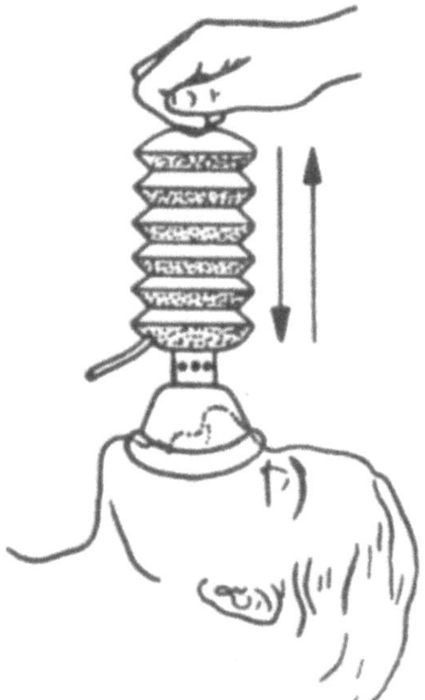

Abb. 37. Handbeatmungsbalg in Anwendung (halbschematisch)

Weiterhin ist für die Wiederbelebung bei Vorhandensein einer Sauerstoffflasche das in der Anästhesie schon seit Jahren bekannte Pendelgerät geeignet, da es einfach zu transportieren und zu handhaben ist.

Ein kombiniertes Wiederbelebungsgerät stellt der Resutator der Dräger-Werke dar. Dieses Koffergerät erfüllt alle Forderungen in der Wiederbelebung weitgehend, indem es die Möglichkeit der Sekretabsaugung, der Sauerstofftherapie und der künstlichen Beatmung über die oberen Luftwege gestattet.

Bei Atemkomplikationen in der Klinik sind selbstverständlich auch die gebräuchlichen Narkosegeräte für die künstliche Beatmung zu verwenden und sämtliche Dauerbeatmungsgeräte, wie wir sie heute Vormittag diskutierten.

Und nun zur *zirkulatorischen Wiederbelebung,* d. h. Wiederherstellung einer ausreichenden Herz- und Kreislauffunktion.

Zweifellos ist die dramatischste Komplikation bei verschiedenen Unfällen oder gar bei der Durchführung chirurgischer Eingriffe der sogenannte akute Herzstillstand. Bei diesem Zustand kommt das Herz seiner Aufgabe, die lebenswichtigen Organe mit Blut zu durchströmen, nicht mehr nach. Wir kennen dafür 3 Ursachen:

1. eine zu schwache Herztätigkeit,
2. das Kammerflimmern und
3. den absoluten Herzstillstand, die Asystolie.

Diese drei Zustände haben das gleiche klinische Bild zur Folge, nämlich Sistieren der Blutzirkulation, so daß man klinisch zunächst immer nur die Diagnose *Kreislaufstillstand* stellen kann. Diese Feststellung allein aber ist schon entscheidend, denn sie erfordert sofortiges Handeln zur weiteren diagnostischen Klärung und wirkungsvollen Therapie.

Eine künstliche Wiederbelebung des Herzens beim Menschen ist auf Grund zahlreicher klinischer Erfahrungen möglich. Sie muß jedoch in einer Zeitspanne erfolgen, die infolge der geringen Resistenz des Zentralnervensystems gegenüber Sauerstoffmangel sehr kurz ist.

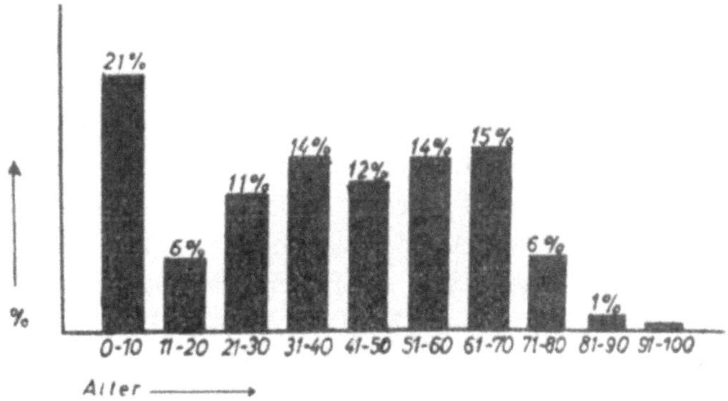

Abb. 38. Altersverteilung bei 1200 Fällen von akutem Herzstillstand (nach STEPHENSON, REID, HINTON)

Unter dem Begriff der Herzwiederbelebung muß man also die Wiederherstellung einer ausreichenden Herzaktion bei vorher manifestem Kreislaufstillstand verstehen. Die sog. Herzwiederbelebung kann deshalb niemals bei einem tatsächlich toten, sondern vielmehr nur bei einem vom Tode bedrohten Herzen erfolgen. Der Ausdruck Herzwiederbelebung wird deshalb nie, der Begriff Herzstillstand sehr häufig nicht im strengen Sinne des Wortes in der Klinik gebraucht.

Seit der Einführung der modernen Narkoseverfahren und dem Aufschwung der Thorax- und Herzchirurgie wurden auch die Möglichkeiten der Herzwiederbelebung verbessert. Die Zahl der Zwischenfälle hat aber zur gleichen Zeit, besonders durch die Herzchirurgie, zugenommen. Der plötzliche Kreislaufstillstand ist eine Komplikation, die häufiger eintritt, als gewöhnlich angenommen wird. Sehr aufschlußreich ist diesbezüglich die Arbeit von STEPHENSON und Mitarbeiter. Nach ihren Angaben kam es bei 517000 Eingriffen 212mal zum plötzlichen Kreislaufstillstand, d. h. auf weniger als 2400 Eingriffe entfiel ein Zwischenfall. Im allgemeinen ereignet sich bei 1500 bis 2000 Operationen ein Kreislaufstillstand. Unsere eigenen Erfahrungen decken sich mit diesen Zahlen.

Bei herzchirurgischer Betätigung ist die Häufigkeit natürlich begreiflicherweise größer. So berichtet COOLEY über 48 Fälle von Herzstillstand bei 878 Herzoperationen, das ist auf 18 Eingriffe ein Zwischenfall, also 5,5%. Sehr aufschlußreich ist die Altersverteilung bei den von STEPHENSON zusammengestellten Zwischenfällen (Abb. 38). Es läßt sich feststellen, daß einmal Kinder innerhalb des ersten Lebensjahrzehntes von dieser Komplikation besonders betroffen sind und zweitens, daß zwischen dem 60. und 70. Lebensjahr nochmals eine Anhäufung stattfindet.

Es muß natürlich hier in Vergleich gezogen werden, wie groß die prozentuale Operationsrate in diesem Alter ist. Wahrscheinlich ist es so, daß das 5. und 6. Jahrzehnt keine gehäufte Komplikation aufweist, sondern daß eben in diesem Alter die meisten Operationen stattfinden. Bei Kindern ist die Komplikationsquote deshalb so hoch, weil heute die angeborenen Herzmißbildungen alle schon im 1. Lebensjahrzehnt operiert werden und weiterhin Kinder besonders gegen Narkotika sehr empfindlich sind und deshalb sich ein Kreislaufstillstand schneller einstellt.

Bei kritischer Betrachtung der Fälle von akutem Herzstillstand in der Klinik können wir verschiedene Ursachen dafür verantwortlich machen: Es sind dies:

1. Reflexmechanismen,
2. Sauerstoffmangel,
3. toxische Schädigung,
4. starker Blutverlust,
5. physikalische Schädigungen, wie starkes Absinken der Körpertemperatur oder Starkstromverletzungen.

In vielen Fällen ist der Herzstillstand die Folge einer dieser Faktoren, sehr häufig liegt aber auch das Zusammenwirken mehrerer Faktoren zugrunde.

Die *Diagnose* des Kreislaufstillstandes kann mitunter in der Praxis recht schwierig sein. Eine exakte Diagnose ist nur zu stellen, wenn von einer Operationswunde aus das Herz oder zumindest größere Arterien erreichbar und zu palpieren sind. Ist dies nicht möglich, so ist die Notwendigkeit einer sofortigen diagnotischen Klärung der Situation in jedem Falle die absolute Indikation zur Eröffnung der li. Thoraxseite.

Die Freilegung des Herzens kann entweder nach der Methode von LAMPSON und Mitarbeiter erfolgen, die durch den 4. oder 5. Interkostalraum eingehen und so das Operationsfeld mittels Rippenspreizung vergrößern, oder nach JOHNSON und KIRBY, die überdies den 4. und 5. Rippenknorpel durchtrennen, wodurch man das Herz unbehindert erreichen kann (Abb. 39).

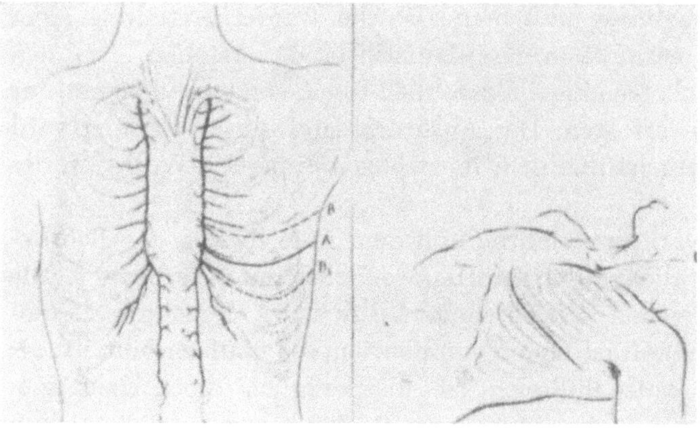

Abb. 39. Schnittführung zur Notthorakotomie für transthorakale Herzmassage

Wir stehen auf dem Standpunkt, daß zur diagnostischen Klärung der Situation die Methode von LAMPSON ausreichend ist. Wird das Herz flimmernd oder im Stillstand vorgefunden, so läßt sich die Thorakotomie immer noch nach JOHNSON und KIRBY erweitern.

Der Erfolg der Therapie jedes Kreislaufstillstandes hängt vor allem davon ab, ob die Wiederbelebungsbemühungen unverzüglich einsetzen. Je früher eine Zirkulation, auch wenn sie minimal ist, von sauerstoffgesättigtem und kohlesäurearmem Blut wiederhergestellt wird, um so günstiger ist die Prognose. Die Zeitspanne von $3^1/_2$ bis maximal 4 Minuten vom Eintritt des Kreislaufstillstandes bis zur Wiederherstellung des Kreislaufes (nicht des Herzschlages) ist von entscheidender Bedeutung für alle weiteren klinischen Betrachtungen.

Die Zweckmäßigkeit jeder diagnostischen und therapeutischen Maßnahme muß unter diesem Gesichtspunkt beurteilt werden. Was dieser zeitlichen Anforderung bei normaler Körpertemperatur nicht entspricht, ist von vornherein zwecklos. Es handelt sich bei dieser

Forderung allerdings um den reinen Herzstillstand, während bei schweren Unfallverletzten oder während einer Operation manchmal die Herzaktion so schwach werden kann, daß sie palpatorisch und manchmal auch auskultatorisch nicht mehr nachzuweisen ist. Auch das Absinken des Blutdruckes und das Fehlen des Radialispulses sind noch keine sicheren Hinweise für die lebensgefährliche Komplikation des akuten Kreislaufstillstandes. Noch weniger kann auf Grund dieser Symptome auf einen bestehenden Herzstillstand geschlossen werden.

In Tierversuchen konnten wir nämlich immer wieder finden, daß trotz vollständiger Abschaltung der Peripherie, d. h. Fehlen von Puls und Blutdruck in den Extremitäten, das Herz noch seine Aktion beibehält und dadurch eine Vita minima aufrechterhalten wurde. Nur so ist es u. E. auch zu erklären, daß in der Literatur Fälle von erfolgreicher Herzwiederbelebung beschrieben werden, bei denen die Zeit zwischen Eintritt des Kreislaufstillstandes und Beginn der Herzmassage die kritische Grenze von 4 Minuten erheblich überschritten wurde. Ich erinnere hier an die Arbeit von BARTH und an die Publikation von DUBOUCHER und Mitarbeitern, welche 5 Fälle mit völliger Restitution beschrieben nach einer Zirkulationsunterbrechung von 15—40 Minuten Dauer.

Bei der *Therapie* des Kreislaufstillstandes können wir 5 verschiedene Verfahren unterscheiden. Es sind dies:

1. die intraarterielle Transfusion,
2. der künstliche Herz-Lungenapparat,
3. die manuelle Herzmassage,
4. die medikamentöse Herzwiederbelebung und
5. die elektrische Herzwiederbelebung;

bei letzterer ist zu unterscheiden:

a) der elektrische Entflimmerungsschock und
b) der künstliche elektrische Schrittmacher.

Die beiden ersten Verfahren, intraarterielle Transfusion und künstlicher Herz-Lungenapparat, dienen besonders als Maßnahmen zur Wiederherstellung des Kreislaufes, während die beiden letzteren, medikamentöse und elektrische Herzwiederbelebung, im wesentlichen ein Wiederingangbringen des Herzens zur Folge haben. Die manuelle Herzmasasge nimmt diesbezüglich eine Mittelstellung ein, da sie beide Ziele gleichzeitig zu erreichen versucht.

Und nun zur *Prognose* des Herzstillstandes. Bei den verschiedenen experimentell erzeugten Arten von Herzstillstand haben unsere Versuche eindeutig gezeigt, daß die Prognose eines Kreislaufstillstandes wesentlich davon abhängig ist, welche Ursache den Herzstillstand ausgelöst hat und wieviel Zeit verstreicht, bis der Kreislauf wieder in Gang gebracht wird.

Den Kernpunkt des gesamten Problems stellt die Sauerstoffversorgung des Herzens dar. Der Grad des Sauerstoffmangels und der daraus resultierende anoxämische Schaden der Herzmuskelzelle und des Erregungsleitungssystems mit Verlusten an energiereichen Phosphaten entscheidet letztlich über die Prognose.

Obwohl die einzelnen auslösenden Faktoren des Herzstillstandes völlig verschiedene Genese haben, führen sie schließlich alle nach einer gewissen Einwirkungsdauer zu einer Sauerstoffmangelversorgung des Herzens und diese wieder zu irreparablen Schäden. Der oberste Grundsatz der Herzwiederbelebung muß deshalb sein, rasche Wiederherstellung des Kreislaufes mit dem Ziele, dem Herzen genügend Blut und dem Blut genügend Sauerstoff zu geben.

Vergleichen wir auslösende Ursachen des Herzstillstandes im Hinblick auf die Möglichkeit einer aussichtsreichen Wiederbelebung, so hat der hypothermische Herzstillstand weitaus die beste Prognose. Der entscheidende Faktor, der Sauerstoffmangelschaden, ist durch die extreme Unterkühlung sehr stark verringert, da der Grundumsatz nur noch einen Bruchteil der Norm beträgt. Demzufolge kann von allen Geweben des Organismus einschließlich des zentralen Nervensystems ein zeitweiliges Aussetzen der Blutzirkulation schadlos ertragen werden.

Im allgemeinen tritt der Kreislaufstillstand beim Hund als Versuchstier bei einer Unterkühlung zwischen 18 bis 13° C Körpertemperatur ein. Das Herz zeigt dabei ganz träge und schwache Kontraktionen, ungefähr 3—4/min. Eine Förderleistung ist praktisch nicht mehr vorhanden. LUTZ nimmt an, daß der Kältetod bei seinen Versuchen an Meerschweinchen von 15° C abwärts nicht durch Sauerstoffmangel allein bedingt ist, sondern daß ein zusätzlicher Kältefaktor hinzutritt, der in einem Stillstand der Reizbildung seine Ursache habe, eine Tatsache, welche von GROSSE-BROCKHOFF und SCHOEDEL auf Grund elektrocardiographischer Untersuchungen bereits bewiesen und auch in unseren Versuchen auf Grund des guten Ansprechens des Herzmuskels auf künstliche elektrische Reizung festgestellt und bestätigt werden konnte.

Bei rechtzeitig einsetzender Therapie zeigt der reflektorische Herzstillstand ebenfalls keine schlechte Prognose, und zwar deshalb, weil bei dieser Komplikation ein mehr oder weniger normal arbeitendes Herz durch einen plötzlich ablaufenden pathologischen Reflex aus seinem Rhythmus gebracht wird. Meist hält der Herzstillstand überhaupt nur so lange an, wie die störende Reflexwirkung dauert. Nach Aufhören der Störung kommt es sehr häufig von selbst zur Spontanaktion des Herzens, die sich nach einer gewissen Zeit vollständig normalisiert. Die Störungsdauer ist dabei natürlich entscheidend, weil das Herz während seines Stillstandes in akute Sauerstoffnot gerät, die dann sekundär, je nach Schwere, katastrophale Folgen mit sich bringt.

Der anämische Herzstillstand ist klinisch schwierig zu diagnostizieren, und zwar deshalb, weil der Organismus nach einem starken Blutverlust die gesamte Peripherie des Körpers abschaltet und der tastende Finger peripher keine Pulsation mehr feststellen kann, obwohl das Herz sich noch in Aktion befindet. Entscheidend für die akute Gefahr des Organismus beim Entblutungskollaps ist der plötzliche Flüssigkeitsverlust aus der Blutbahn, der zu einer mangelnden Füllung des Herzens und damit zum akuten Herzversagen führt.

Die zweckmäßige Therapie bei hochgradigem Blutverlust besteht deshalb in der Wiederauffüllung des Kreislaufes, wobei zunächst die Zufuhr in den arteriellen Schenkel die Methode der Wahl darstellen dürfte. Ist es infolge eines starken Blutverlustes aber erst einmal zu völligem Herzstillstand gekommen, dann kann die alleinige Auffüllung des Kreislaufes das Herz nicht wieder in Aktion bringen, im Gegenteil, ein Flüssigkeitszufuhr führt dann zur maximalen Überfüllung der großen Venen und des Herzens mit starker Dilatation und bei entsprechender Druckanwendung zur Ruptur. Eine Wiederauffüllung des Kreislaufes ist also nur dann sinnvoll, wenn entweder das Herz noch imstande ist, die angebotene Flüssigkeitsmenge hinwegzutransportieren und durch diese Arbeit in seiner Aktion und Leistung angeregt wird, oder aber wenn durch gleichzeitige manuelle Herzmassage eine Überdehnung des Herzens vermieden wird, der Kreislauf wieder in Gang kommt und die Coronarien ausreichend durchblutet werden. Dies ist nämlich die Voraussetzung, daß das Herz seine Spontanaktion wieder aufnimmt.

Eine akute toxische Schädigung des Herzens bis zum absoluten Stillstand war bislang in der operativen Medizin vor allem bei starker Überdosierung von Narkotika zu erwarten. Die Gefahr des toxischen Herzstillstandes ist heute in der modernen Anästhesie kaum noch gegeben, und zwar deshalb, weil einmal keine halogenhaltigen Kohlenwasserstoffe für Narkosezwecke mehr herangezogen werden, und zum anderen tiefe Narkosestadien durch die Anwendung der Muskelrelaxantien nicht mehr erforderlich sind. Klinische Bedeutung hat die Behandlung des toxischen Herzstillstandes heute vor allem aber in der Therapie von schweren

Schlafmittel- und Morphinvergiftungen erlangt, seitdem wir die dem Herzstillstand immer vorausgehende Ateminsuffizienz bzw. Atemlähmung mit künstlichen Beatmungsverfahren erfolgreich über Tage und Wochen überbrücken können.

Der anoxische Herzstillstand zeigt zweifellos die schlechteste Prognose. Interessant und für die Praxis wichtig ist die Tatsache, daß die Zeit bis zum Eintritt des Herzstillstandes davon abhängig ist, ob vor der akuten Atemlähmung mit atmosphärischer Luft oder mit Sauerstoff beatmet wurde. Bei reiner Sauerstoffbeatmung ist die Zeit bis zum Eintritt des Herzstillstandes mehr als doppelt so lang wie bei Beatmung mit atmosphärischer Luft. Weiterhin ist es wesentlich, ob das Herz bereits vorher einen Sauerstoffmangelschaden erlitten hat. Ist dies der Fall, so ist es gegenüber weiterem O_2-Mangel viel empfindlicher.

Und nun zur *Therapie*. Eine zuverlässige Behandlung des akuten Kreislaufstillstandes setzt immer die Eröffnung des Thorax voraus. Ist die Voraussetzung dafür gegeben, dann sollte die Thorakotomie als erste Maßnahme rasch und unverzüglich ausgeführt werden. Die wirkungsvollste Wiederbelebungsmaßnahme am offenen Thorax ist nach wie vor die manuelle Herzmassage. Sie ermöglicht, schlagartig wieder eine gewisse Blutzirkulation herzustellen und intrakardial applizierte Medikamente im Herzen zu verteilen und somit zur Wirkung kommen zu lassen. Die Herzmassage hat allerdings nur Erfolg, wenn sie optimal durchgeführt wird. COOLEY glaubt, wenn Herzmassage allein nicht ausreicht, dann könne die Kombination mit intrakardialer Adrenalininjektion Erfolg haben. Dieser Ansicht müssen wir uns auf Grund unserer tierexperimentellen Ergebnisse und klinischen Erfahrungen anschließen. Fast immer konnten wir den sehr schlaffen Tonus der Herzmuskulatur, der sich auch nach längerer Massage nicht besserte, durch intrakardiale Injektion von Adrenalin und anschließender Massage erheblich steigern. Auch der Blutdruck war dann jedesmal zu verbessern (Abb. 40 u. Abb. 41).

Ein stillstehendes Herz durch künstliche elektrische Herzreizung wieder in Aktion zu bringen, stellt ein relativ neues Verfahren dar. Diese Methode setzt natürlich ein kontraktionsfähiges Myokard voraus. Diese Wiederbelebungsmaßnahme ist deshalb bei all denjenigen Zuständen zwecklos, bei dem das Myokard toxisch oder anoxisch so schwer geschädigt ist, daß es sich auf eine künstliche Reizsetzung nicht mehr zu kontrahieren vermag. Am besten ist der Typ von Herzstillstand durch ein künstliches Reizzentrum erfolgreich zu behandeln, der durch Ausfall der physiologischen Reizerregung oder des Erregungsleitungssystems zustande kommt. Am eindruckvollsten liegt dieser Zustand beim Herzstillstand durch extreme Unterkühlung vor oder in der Anfangsphase des reflektorischen Herzstillstandes, wenn der Herzmuskel noch keine anoxische Schädigung erlitten hat, und schließlich auch bei mäßiger Intoxikation durch Barbiturate.

Bei diesen für elektrische Reizung geeigneten Arten von Herzstillstand ist auch *ohne* Eröffnung des Thorax ein Wiederingangbringen des Herzens bei Reizung durch die Brustwand möglich. Zu diesem Zwecke werden die Elektroden zu beiden Seiten des Sternums in Höhe des Herzens auf die angefeuchtete Haut aufgelegt. Der Hautwiderstand muß dabei aber durch Erhöhung der Stromspannung überwunden werden. Im allgemeinen genügt dazu eine Spannung von 75 bis 100 Volt (Abb. 42 u. Abb. 43).

Im Tierversuch bei blutiger Blutdruckregistrierung ist der Erfolg der künstlichen Reizung durch die Brustwand leicht zu erkennen, recht schwierig dagegen wird es am Krankenbett. Eine EKG-Kontrolle ist während der Reizung nicht möglich. Die oscillographische Überwachung des Pulses, die wir in dieser Situation einmal am Krankenbett durchführten, wird durch leichte Kontraktion des gesamten Körpers verwischt und ist dann nicht mehr exakt zu beurteilen. Überhaupt läßt sich klinisch nicht erfassen, ob in einem Fall von akutem Kreislaufstillstand Kammerflimmern oder ein absoluter Herzstillstand vorliegt, was für die Therapie aber entscheidend ist.

Als Folgerung sollte daraus für die Praxis gezogen werden, daß eine Herzwiederbelebung durch die Brustwand bei gewissen Arten von Herzstillstand möglich ist, daß dieses Verfahren aber nur dann angewandt werden sollte, wenn keine Möglichkeit zur Thorakotomie vorhanden ist.

Anders sind die Verhältnisse bei Erkrankungen des Herzens mit Störungen des Reizerregungssystems bzw. Erregungsleitungssystems. Hier stellt die elektrische Stimulation des Herzens durch die Brustwand eine völlig neue und erfolgversprechende Methode dar. Zoll konnte von 14 Fällen mit Adams-Stokesscher Erkrankung 11 mit dieser Methode aus dem akuten Anfall herausbringen. Es ließ sich nach seinen Angaben bei diesen Kranken oder auch bei Patienten mit einem Schenkelblock eine sofortige Beeinflussung der Herzaktion und damit eine Besserung des Allgemeinbefindens erzielen.

Die *medikamentöse Therapie* muß die manuelle Herzmassage bzw. die elektrischen Wiederbelebungsverfahren unterstützen. Im Vordergrund steht dabei das *Adrenalin*, welches aber zur alleinigen Behandlung des Kreislaufstillstandes nicht völlig ausreicht. Demzufolge sind intracardiale bzw. intravenöse Adrenalininjektionen nur angezeigt, wenn mittels anderer Therapie, z. B. Herzmassage, die Herzaktion restituiert wird bzw. wurde und die Herzkontraktionen noch sehr schwach sind. In diesem Stadium bewirkt Adrenalin fast augenblicklich kräftige Herzkontraktionen und entfaltet innerhalb weniger Sekunden seine volle Wirkung.

In der Dosierung des Adrenalins ist man heute zurückhaltender geworden, so werden allgemein 0,5 ccm der Stammlösung 1 : 1000 nicht mehr überschritten.

Zur Kräftigung der Herzaktion kann auch Kalzium in ionisierter Form herangezogen werden. Die Dosis beträgt im allgemeinen 3—5 ccm der 10%igen Lösung. Dieses Medikament führt, wie Adrenalin, innerhalb kurzer Zeit zu einer Tonuszunahme des Herzmuskels und Kräftigung der Herzaktion, aber ohne daß es zu einer Tachycardie kommt. Schließlich wird zur Regularisierung der Herzaktion Novokain als 1%ige Lösung therapeutisch herangezogen.

Die Wiederbelebungsverfahren des Herzens müssen bei entsprechenden Fällen sinnvoll durch die *Infusionstherapie* ergänzt werden. Da intravenöse Transfusionen bei Herzstillstand nur bis zum rechten Vorhof gelangen, sind sie für eine Wiederingangbringung des Kreislaufes sowie für eine Verbesserung der Coronardurchblutung nicht geeignet. Aus diesem Grunde muß dann der *arterielle* Weg gewählt werden. Die Wahl der Flüssigkeit und die Menge muß der Einzelfall entscheiden. Im allgemeinen bewährt sich am besten sauerstoffgesättigtes Blut, welches entgegen der Stromrichtung unter einem Druck von 120—160 mm Hg in die Arterie transfundiert wird. Die intraarterielle Transfusion bewirkt somit zwei den Blutdruckanstieg fördernde Mechanismen, einmal einen primär-neurogenen Effekt über die Gefäßnerven und zum anderen die Beseitigung des Volumenmangels mit dem Ziel einer ausreichenden Sauerstoffversorgung von Herz und Gehirn.

Von entscheidender Wichtigkeit für die Herzwiederbelebung ist weiterhin die schlagartige Beseitigung von Herzflimmern. Dieses kann allen Arten von absolutem Herzstillstand vorangehen bzw. im Verlauf der eingeleiteten Wiederbelebungsmaßnahmen häufig entstehen. Die Diagnose des Herzflimmerns ist am schnellsten und zuverlässigsten bei direkter Inspektion des Herzens zu stellen. Bei geschlossenem Thorax und betriebsfertiger EKG-Registrierung kann es auch mit dieser Methode erfaßt werden. Sonst ist es aber auf dem Operationstisch oder am Krankenbett kaum zu ermitteln.

Als Therapie dieses pathologischen Funktionszustandes des Herzens gilt heute als Methode der Wahl die *elektrische Entflimmerung*. Beck gelang es als erstem, beim Menschen Kammerflimmern mit Elektroschock und intracardialer Novokaininjektion erfolgreich zu behandeln.

Auf Grund unserer eigenen tierexperimentellen und klinischen Erfahrungen können wir sagen, daß es mit Hilfe des Elektroschocks immer gelingt, ein Herzflimmern zu beseitigen.

Reicht die zunächst immer zu wählende Stromdauer von 0,1 Sekunde nicht aus, so kann sie maximal bis 1 Sekunde stufenweise erhöht werden. Führen Einzelschocks nicht zum Erfolg, so ist eine Schockserie anzuwenden, die aus mehreren Stromstößen bis zu 10 Einzelschocks in Intervallen von 0,5 Sekunden bestehen kann. Nach erfolgtem Elektroschock kommt die Spontanaktion des Herzens nach einer kurzen Pause von selbst wieder in Gang, vor allem dann, wenn keine schwere toxische oder anoxische Schädigung des Herzens vorliegt. Ist dies nicht der Fall, so muß das absolut stillstehende Herz künstlich in Aktion gebracht werden, sei es durch die manuelle Herzmassage oder durch den künstlichen elektrischen Schrittmacher.

Der Vollständigkeit halber möchte ich abschließend erwähnen, daß zur Beseitigung von Kammerflimmern, falls kein elektrischer Defibrillator zur Verfügung steht, auch die Entflimmerung des Herzens auf chemischem Wege versucht werden kann. Als Mittel stehen zur Verfügung:

1. das Kalziumchlorid in 7,5%iger Lösung, welches intrakardial injiziert, sich als relativ zuverlässiges Mittel für die Defibrillation erwies,

2. das Azetylcholin, welches, intrakardial verabfolgt, auch manchmal zur Entflimmerung führen kann.

3. Novokain, intrakardial appliziert, vermag auch manchmal das Kammerflimmern aufzuheben. Es tritt dabei allerdings auch ein starker Tonusverlust des Herzens auf. Schließlich erweist sich

4. als gutes Prophylaktikum des Kammerflimmerns das Novokainamid, doch ist eine Defibrillation damit kaum zu erzielen.

Nach Novokainamid nimmt die Resistenz des Herzens gegenüber Kalziumchlorid zu, so daß nach Eintritt von Kammerflimmern die Applikation von Novokainamid nicht mehr anzuraten ist.

Meine Damen und Herren! Hiermit bin ich am Ende meiner Ausführungen. Vieles wäre noch zu sagen und ich bin mir bewußt, daß es mir in keiner Weise gelungen ist, das große Gebiet der Reanimation vollständig zu umreißen. Dennoch hoffe ich, daß der Versuch geglückt sein möge, einige Probleme der Reanimation anzuschneiden, die Anhaltspunkte einer fruchtbringenden Diskussion werden könnten.

DISKUSSION

M. Holmdahl:

Wir wissen heutzutage alle, daß keine hoffnungslose Situation vorliegt, wenn ein akuter Herzstillstand eintritt. Aber wir müssen in unseren Kliniken eine gute Organisation und geübtes Personal haben, um diese Patienten retten zu können.

Um diese Übung in der Behandlung des akuten Herzstillstandes zu erreichen, wird im Physiologischen Institut der Universität Uppsala das operative Vorgehen im Tierexperiment geübt. Das experimentelle „Set-up" und das Vorgehen beim Herzstillstand, wie es bei diesen Übungen gehandhabt wird, kann ich Ihnen in einem Farbfilm demonstrieren.

Es folgte die Vorführung eines ausgezeichneten Lehrfilms über Herzwiederbelebung, welcher mit großem Beifall bedacht wurde.

W. HÜGIN:

Es ist sehr zweckmäßig, sich an Hand eines schönen Filmes und einer Experimentaleinrichtung theoretisch vorzubereiten und die fehlende Übung anzueignen.

Wir haben in den letzten Jahren bei möglichst allen Gelegenheiten Herzmassage durchgeführt, auch bei Patienten, die nach einem schweren Trauma oder einer Intoxikation unmittelbar vor dem Exitus standen. Deshalb überblicken wir die große Zahl von 37 Wiederbelebungsversuchen bei Kreislaufstillstand. Darunter figurieren nur 8 Patienten mit sog. „primärem" Herzstillstand. Man zählt dazu alle Fälle, bei denen sich der Kreislaufstillstand wie der Blitz aus heiterem Himmel einstellt, und beschuldigt meist ein Reflexgeschehen. In der Regel ereignet sich diese Komplikation im Operationssaal, und sofortige Hilfe ist möglich. Als „sekundär" bezeichnet man den Kreislaufstillstand, wenn eine schwere Störung vorausging, die den Kreislaufstillstand wohl erklärt, wie beispielsweise großer Blutverlust, Kohlemonoxydvergiftung usw.

Merkwürdigerweise gelang uns beim sekundären Kreislaufstillstand die Wiederbelebung des Herzens in weitaus den meisten Fällen. Bei keinem kam es zur Wiederherstellung des Patienten, was bei den zugrunde liegenden Ursachen zu erwarten ist.

Im Gegensatz dazu blieb bei 3 oder 4 Kranken mit plötzlichem Herzstillstand unter der Operation das Myokard völlig unerregbar. Bei 2 dieser Patienten fand der pathologische Anatom Fettembolien, die sich bei der Reposition von Oberschenkelfrakturen ereignet haben müssen. Bei einem weiteren Patienten konnte allein das hohe Alter dafür verantwortlich gemacht werden, daß sich das Herz mit keinem Mittel mehr stimulieren ließ.

Bei einer 80jährigen Patientin erlebten wir gegen Ende der Operation eines Pankreascarcinoms einen plötzlichen Herzstillstand. Er wurde augenblicklich erkannt, das Zwerchfell eröffnet und die Herzmassage vom Abdomen her ausgeführt. Nach wenigen Sekunden kam die Herzaktion wieder in Gang. Die Pupillen waren eng geblieben, die Atmung hatte eben erst zu stocken begonnen und kam gleich wieder spontan in Gang. Etwa 10 Minuten später, nachdem die Operation weitergeschritten war, ereignete sich noch einmal ein Herzstillstand. Auch diesmal, nach wenigen Sekunden der Herzmassage, Wiederbelebung. Alle Vitalzeichen normalisierten sich in kurzer Zeit. Jedoch nach 5 Minuten stand das Herz wieder still, und so ereigneten sich Herzstillstand und Wiederbelebung sechs Mal hintereinander, bis das Abdomen geschlossen war und das Herz zum siebenten Male stehen blieb. Wir mußten die Versuche zur Erhaltung des Lebens aufgeben.

Ich möchte mich noch zu einer Frage äußern, die mir ganz besonders am Herzen liegt. Herr JUST betonte mit Recht, daß künstliche Beatmung bei Versagen der Spontanatmung sofort an Ort und Stelle einsetzen muß. Ich möchte einmal die Frage aufwerfen: Ist man heute dazu imstande?

In allen zivilisierten Ländern sind reichlich Leute vorhanden, welche Samariterkurse genossen haben und irgendeine Methode der manuellen Beatmung kennenlernten. Es sind auch reichlich Apparate vorhanden wie der alte Pulmotor und moderne Beatmungsgeräte. Dennoch verliert man viele Asphyktische, die gerettet werden könnten. Sie ersticken, weil niemand in der Nähe ist, um künstliche Beatmung auszuführen.

Ich möchte heute erneut ein Postulat wiederholen:

Wenn es doch möglich ist, praktisch allen Leuten so etwas Schwieriges wie lesen und schreiben beizubringen, sollte es auch möglich sein, ihnen so etwas Einfaches wie eine manuelle Beatmung zu lehren. Es ist zu fordern, daß jeder Mensch, der zur Schule geht, dort auch in der manuellen Beatmung eines Atemgelähmten instruiert wird. Ich bin überzeugt davon, daß bei Erfüllung dieser Forderung in Zukunft manches Menschenleben gerettet wird, das heute noch verlorengeht.

Es stellt sich dann sogleich die Frage: Nach welcher Methode soll manuell beatmet werden? Ich möchte eine Lanze für die SCHÄFERsche Methode brechen. Obgleich die Beatmungsmethode von HOLGER NIELSEN eine der wirksamsten ist, die wir kennen, ist sie nicht so leicht zu instruieren, und Einzelheiten werden vergessen. Wir müssen also, wenn wir Laien instruieren, eine möglichst einfache Methode wählen. Der Methode von SCHÄFER wird nachgesagt, sie sei nicht wirksam. Das trifft leider zu, wenn der SCHÄFER mit einer Frequenz von nur etwa 10 Atemzügen in der Minute ausgeführt wird, wie das fälschlicherweise in Samariterkursen immer wieder geschieht. Der SCHÄFER fördert pro Atemzug nur etwa 200 ml Luft. Andererseits fördert der HOLGER NIELSEN etwa 500 ml pro Atemzug, d. h. bei der maximalen Frequenz von 12 Atemzügen in der Minute etwa 6 Lt. Wird demgegenüber der SCHÄFER mit einer Frequenz von 30 Atemzügen ausgeführt, dann kommt man ebenfalls auf 6 Lt. in der Minute, ja, man erreicht ein weit größeres Minutenvolumen als nach HOLGER NIELSEN, weil der SCHÄFER mit Leichtigkeit noch viel frequenter ausgeführt werden kann. Ich würde also für die Samariterinstruktion wieder auf den SCHÄFER zurückkommen.

Darf ich noch betonen, wie wichtig eine gute Organisation bei der Wiederbelebung eines akuten Herzstillstandes ist: Ein Kollege unserer Klinik, CELIO, konnte vor Jahresfrist einen Patienten ins Leben zurückrufen, der wegen akuten Myokardinfarkts zusammengebrochen war. Der Patient wurde unter der Diagnose: Fragliche Appendicitis eingewiesen. Beim Spitaleintritt klagte er nicht mehr über Schmerzen rechts unten im Bauch, sondern bereits im Epigastrium. Noch während der Untersuchungen kollabierte der Patient und hatte keine Zeichen von Blutzirkulation mehr. Kurz entschlossen nimmt der Kollege, da er an einer größeren Arterie keine Pulsation mehr spürt, das nächstbeste Messer, eröffnet den Thorax und findet das Herz in langsamem, schwachen Flimmern, führt Herzmassage aus und bringt den Patienten ins Leben zurück. Kardiographische Untersuchungen der folgenden Tage haben erst Zweifel darüber aufkommen lassen, ob es sich um einen Infarkt handelte. Aber nach einigen Tagen waren sich die Internisten einig darüber, daß ein kleiner Septuminfarkt vorlag, wobei die Überleitung unterbrochen wurde und zum akuten Herzstillstand führte.

Ein Grund, warum bisweilen ein Patient nicht wiederbelebt wird, obwohl Chancen bestehen, ist die allzu große Bereitschaft, Stimulantien einzuspritzen. Wenn einmal als Erstes nicht verschiedene Medikamente eingespritzt würden, sondern wenn man gleich das Zuverlässigste und Wirksamste, die transthorakale Herzmassage, durchführen würde, könnte mancher Patient gerettet werden, der heute noch verloren ist.

H. BERGMANN:

Ich möchte mir einige Bemerkungen zur *Organisation* der Wiederbelebungsmaßnahmen bei akutem Kreislaufstillstand und bei Respirationsversagen auf Grund eigener Erfahrungen erlauben.

Herr HÜGIN hat gefordert, daß schon in der Schule darauf geschaut werden soll, daß die gesamte Bevölkerung die manuelle Beatmung erlernt. In dieser Richtung zielen auch unsere Bestrebungen, die Rettungswagen auszurüsten und das Rotkreuz-Personal über die manuelle Beatmung hinaus auch in der Absaugung und, wenn möglich, in der Intubation zu unterweisen.

Wir bemühen uns, im Rahmen der Anästhesieausbildung auch dem nichtärztlichen Personal die Intubation beizubringen. Warum soll die Intubation ein mystisches Geheimnis des Anästhesisten bleiben? Unsere Meinung ist, daß die Intubation in den normalen Ausbildungsgang jedes praktischen Arztes eingebaut werden sollte, damit er draußen in seiner Praxis notfalls ein Laryngoskop handhaben kann. — Im größten Industriebetrieb Österreichs, in den Vereinigten Österreichischen Stahlwerken, haben wir damit begonnen, die

Rettungswagen mit Absauge- und Intubationsgeräten auszurüsten. Das ärztliche und nichtärztliche Personal wurde von uns in Kursen entsprechend geschult.

Unserer Meinung nach wird gerade in der Wiederbelebung am Unfallort noch viel zu sehr an veralteten Methoden festgehalten. Ich glaube daher, eine der Hauptaufgaben des Anästhesisten ist es, das Personal des Roten Kreuzes und der dazugehörigen Institutionen in den fortschrittlichen Methoden der Wiederbelebung zu unterweisen.

Im Rahmen der Wiederbelebung sind auch einige Worte zur Bronchoskopie und zur Tracheotomie zu sagen.

Sie kennen alle die klassischen Indikationen zur *Tracheotomie*. Es geht dabei in erster Linie um Überwindung eines Atemhindernisses im Bereich der oberen Luftwege, sei es bei der Struma oder beim Larynxkarzinom. In den letzten Jahren hat sich für die Tracheotomie,

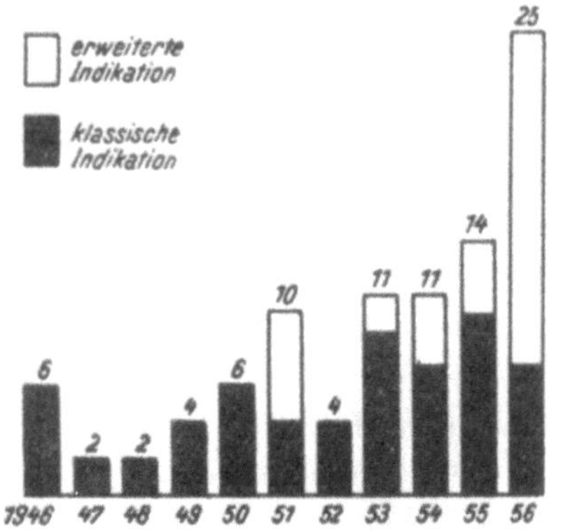

Abb. 44. Gesamtübersicht über 95 Tracheotomien, durchgeführt im Allgem. Krankenhaus Linz, 1946 bis 1956

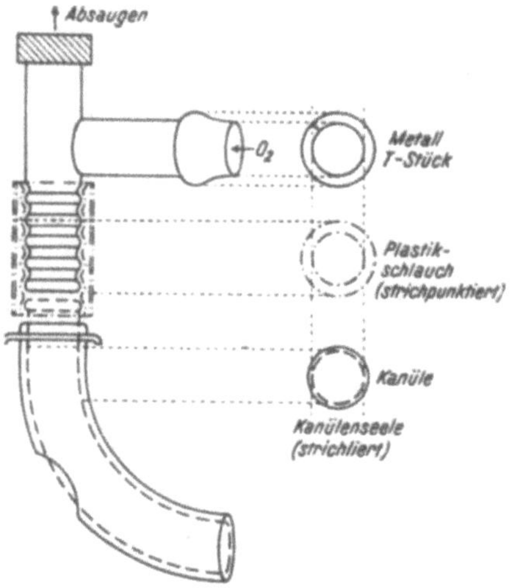

Abb. 45. Trachealkanüle, für Wiederbelebungsmaßnahmen adaptiert (Absaugen, Beatmung, Sauerstoffinsufflation). Beachte: Innere Weite von Kanülenseele, Plastikschlauch und Metall-T-Stück ist gleich groß

wie wir das bezeichnet haben, eine *erweiterte Indikation* herausgestellt: Mit dem Anlegen eines Tracheostomas wollen wir die unteren Luftwege von angesammeltem Sekret reinigen bzw. eine Ansammlung von Sekret in den unteren Luftwegen verhüten.

Ich habe die in den letzten 10 Jahren in unserer Klinik ausgeführten Tracheotomien hier zusammengestellt (Abb. 44). Sie sehen auf der einen Seite schon eine Erweiterung der klassischen Indikation zur Tracheotomie, z. B. prophylaktische Anwendung bei der Strumektomie. In den letzten Jahren aber findet sich eine gewaltige Zunahme der sogenannten erweiterten Indikation: die Tracheotomie bei der Poliomyelitis, in bestimmten Fällen von Tetanus, bei den prolongierten komatösen Zuständen der Schlafmittelvergiftung, bei der Hirnkontusion, bei Apoplexie usw., und schließlich die Tracheotomie — wie sie schon Brandt in Zürich erwähnt und auch Dacara und Bird sowie Engström beschrieben haben — zur Wiederingangbringung insuffizienter Atemtätigkeit nach Lungenresektion. Damit erzielen wir eine Verminderung des Totraums bei respiratorisch insuffizienten Patienten.

Die Tracheotomie ermöglicht

1. die Sekretabsaugung,
2. die Beatmung und
3. kann man in das Tracheostoma Sauerstoff insufflieren.

Ob dabei eine gewöhnliche Trachealkanüle oder spezielle Tracheotomietuben Verwendung finden sollen, sei dahingestellt. Es sprechen für das eine wie für das andere positive und negative Faktoren. Für die erwähnten Wiederbelebungsmaßnahmen haben wir in der Abb. 45 eine Trachealkanüle in einfacher Form durch einen Polyäthylenschlauch mit einem Metall-T-Stück in Verbindung gebracht und können nach Abschrauben der Verschlußkappe absaugen. Die Reinigung der Trachealkanüle wird durch Entfernen der Seele ermöglicht. Ferner kann bei geschlossener Kopfschraube Sauerstoff insuffliert werden und man kann beatmen und andere notwendig werdende therapeutische Maßnahmen durchführen.

Die *Nachteile der Tracheotomie* liegen auf der Hand. Vornehmlich wird damit die Anfeuchtung und Erwärmung der Einatmungsluft ausgeschaltet. Als unangenehmste Komplikation kennen wir die *Sekreteindickung*, die trotz aller prophylaktischen Maßnahmen, wie Aerosolinhalation oder Instillation von Benetzungsmitteln wie das Tacholiquin, Natrium bicarbonicum, Kochsalz usw., doch nicht immer mit Sicherheit vermieden werden kann. Diese eingedickten Sekrete wirken wie Fremdkörper und können als endogene Fremdkörper schwerste und bösartigste Störungen hervorrufen.

Nun zur *Bronchoskopie*. Wir sind der Meinung, daß die Bronchoskopie in den Ausbildungsgang des Anästhesisten als wichtiger Punkt eingebaut werden muß. Ermöglicht sie uns doch die Freihaltung der Luftwege unter direkter Sicht. Die direkte Sicht ist in bestimmten Fällen mit eminenten Vorteilen verbunden.

Tabelle 1

1. *Fremdkörper — Tumorstenose*
2. *Absaugen*
   - a) *vor Operation*
     Bronchiektasien, Abszeß, entzündliche Bronchusstenose (Bronchusblockade, bronchiale Intubation)
   - b) *Aspiration*
   - c) *nach Operation*
     Tracheobronchialtoilette
     Lungenatelektase
   - d) *nicht operativ*
     Asphyxia neonatorum, Tbc-Drüseneinbruch, Schlafmittelintoxikation, Apoplexie, Hirncontusion, Poliomyelitis, Tetanus, Lungenödem, Ertrinken, Blutung
3. *Einführen (gezielt)*
   Kobaltperlen
   Instillation (Antibiotica, Tuberculostatica)

In dieser Übersicht (Tab. 1) finden sich die Indikationen zur therapeutischen Bronchoskopie. Meist handelt es sich um Dinge, die dem Anästhesisten sehr nahe stehen. Darum werden Sie verstehen, daß wir schon deshalb das Erlernen der Bronchoskopie während der Anästhesieausbildung verlangen. An erster Stelle steht die Entfernung von Fremdkörpern, die vornehmlich dem Laryngologen zukommt. Das andere aber, die große Gruppe der Absaugungsnotwendigkeit, angefangen bei der präoperativen Vorbereitung, über die Aspiration während der Operation oder ohne Zusammenhang mit der Operation, bis zur Tracheobronchialtoilette zur Vermeidung postoperativer Lungenatelektasen, ist Aufgabe des Anästhesisten. Ebenso die große Gruppe der nichtoperativen Indikationen, die die Asphyxia neonatorum, den tuberkulösen Drüseneinbruch in das Bronchialsystem, die Schlafmittelintoxikationen, Apoplexien usw., enthält.

Und nun noch einige Worte zum *Herzstillstand*. Der Tenor der bisherigen Ausführungen war der, daß wir keine Zeit zu verlieren haben. Wir müssen die Herzwiederbelebung innerhalb kürzester Frist durchführen, wenn wir nicht versagen wollen.

Unsere Erfahrungen beruhen auf insgesamt 14 Herzstillständen unter 27000 Operationen der letzten 7 Jahre. Von diesen 14 Herzstillständen konnten 7 Fälle glücklicherweise auch ohne neurologischen Dauerschaden wiederbelebt werden. Bei den restlichen 7 Versagern konnten wir noch in 3 Fällen das Herz zwar wiederbeleben, die Hirnanoxie war jedoch irreversibel.

Wenn Sie bedenken, daß ein solcher Herzstillstand vor, während und nach jeder Operation auftreten kann, sei sie auch noch so klein, daß ferner Herzstillstand auch außerhalb des Operationssaales, etwa im Endoskopieraum bei endoskopischen Untersuchungen oder bei

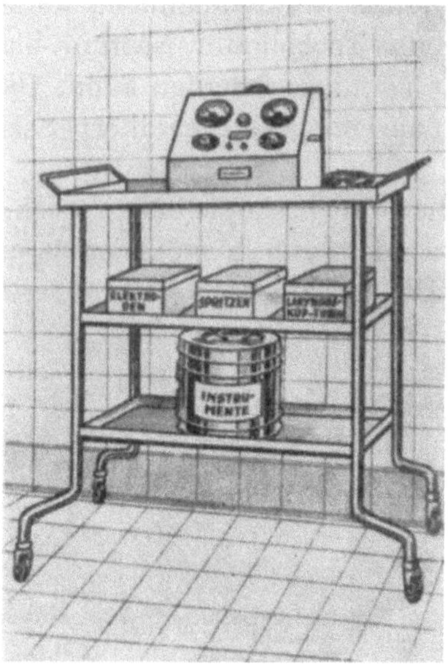

Abb. 46. Elektrischer Defibrillator

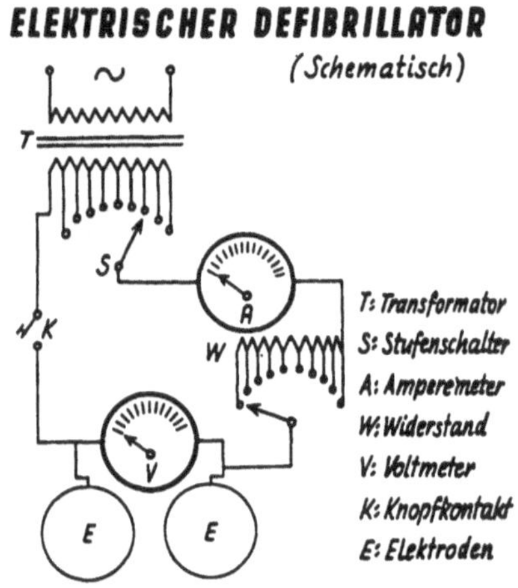

Abb. 47. Schaltschema des Defibrillators

Nervenblockaden beschrieben ist, so muß ein therapeutisches Verfahren zur Hand sein, das exerziermäßig wie die Feuerwehr auf die Sekunde funktioniert. Und wir tun das auch so wie die Feuerwehr. Leider sind wir nicht in der Lage, so schöne Übungen zu machen, wie Herr Holmdahl sie eben gezeigt hat. Wir exerzieren den Vorgang der Behandlung des Herzstillstandes am Phantom. Dabei rücken wir einmal monatlich aus, um mit den Dingen des gewöhnlichen Operationssaales diesen Vorgang zu exerzieren. Das macht sich dann im Ernstfalle bezahlt.

Auf diesen Abbildungen (Abb. 46 u. 47) sind die dazu notwendigen Utensilien zusammengestellt. Sie sehen unseren Defibrillator, der in Eigenkonstruktion gebaut wurde und das Budget wesentlich weniger belastet als die üblichen medizinischen Geräte. Er vermittelt die entsprechenden physikalischen Größen, mit denen wir bei der Defibrillation rechnen müssen. — Betonen möchte ich hier, daß die Spannung nicht zu niedrig gewählt werden darf, weil durch eine zu niedrige Spannung Fibrillation hervorgerufen werden kann. — Weiter finden sich hier die zugehörigen Elektroden (steril), die Injektionsspritzen, das Laryngoskop, die Tuben und die chirurgischen Instrumente. Dieses Gerät steht einsatzbereit im Operationssaal und kann innerhalb von Bruchteilen von Minuten zum Einsatz kommen.

Ein Wort noch zur Frage: Wer soll thorakotomieren?

Es war allgemein üblich, daß zur Eröffnung des Thorax

a) der Thoraxchirurg und
b) allenfalls noch der Allgemeinchirurg gerufen wurde.

Wenn nun auf einer operativ tätigen, aber nichtchirurgischen Abteilung ein Herzstillstand eintrat, wurde consiliariter der Chirurg geholt. Damit war die Zeit der 3—4 Minuten längst vorbei. Wir haben nun immer wieder propagiert, daß nicht nur der Thorax- und Allgemeinchirurg, sondern jeder operativ tätige Arzt im Notfall das Skalpell in die Hand nehmen und unverzüglich thorakotomieren und das Herz massieren muß und daß die operativ tätigen Ärzte auch entsprechend geschult sein sollen. Auch der Anästhesist muß natürlich in diese Reihe einbegriffen werden.

Eine Zeitlang ist das in das Gegenteil ausgeartet, und es wurde nicht mehr der Chirurg, sondern der Anästhesist gerufen, und der Gynäkologe, Kieferchirurg oder Urologe usw. haben erst zugewartet. — Ich glaube, daß das ein wesentlicher Faktor ist, weil wir im Operationssaal der chirurgischen Abteilung nicht einmal 50% aller Herzstillstände haben, sondern über 50% außerhalb des Operationssaales, auch in den Krankenzimmern.

Wir haben Wert darauf gelegt, auch außerhalb des Operationssaales zu thorakotomieren. Es ist ein Fall beschrieben worden, den ein Internist thorakotomiert hat und wiederbeleben konnte. Wir glauben aber doch, daß diese Methode der Thorakotomie außerhalb des Operationssaales in konsequenter Verfolgung obiger Gedanken nicht so weit geführt werden kann, daß man — so wie bei der Tracheotomie — die Notwendigkeit der Thorakotomie jedem diensthabenden Hilfsarzt der internen oder nichtchirurgischen Abteilung als Dienstvorschrift vorschreiben darf. Da stehen doch der relativ kleinen Chance der Wiederbelebung Komplikationen, mitunter auch juristischer Art, entgegen, möglicherweise bei unsicherer oder angezweifelter Diagnose des Herzstillstandes.

Ein kurzes Wort noch zum *Adrenalin.* Wenn Sie gehört haben, daß wir von außen zunächst nicht unterscheiden können, handelt es sich um eine Asystolie oder um ein primäres Kammerflimmern, das in etwa 10% der Fälle vorliegt, so werden Sie verstehen, daß man mit einer primären intrakardialen Adrenalininjektion bei geschlossenem Thorax, gewissermaßen als Reflexhandlung bei der weißen Asphyxie, keine Zeit verschwenden darf. Sie kennen diese Fälle alle seit Jahrzehnten und wissen, daß Adrenalin bei Kammerflimmern kontraindiziert ist. Bei Asystolie kann es zwar indiziert sein, aber in der Dosierung ist man doch immer zu hoch gegangen. Daher ist die intrakardiale Adrenalininjektion beim geschlossenen Thorax abzulehnen.

F. POPPELBAUM:

Wir haben heute Morgen von vielen Vorzügen der Wechseldruckbeatmung gehört. Da man aber von einer guten Methode nicht mehr verlangen sollte, als sie zu leisten vermag, interessiert es vielleicht, in diesem Zusammenhang darauf hinzuweisen, daß 1942 BIRNBAUM und THOMPSON in einer experimentellen Arbeit berichteten, daß sie am eben gestorbenen Tier unter Wechseldruckbeatmung eine minimale Zirkulation auslösen konnten. Möglicherweise können sich die physiologisch besser fundierten Kollegen dieses Kreises dazu äußern, ob tatsächlich durch den reinen Pump- und Saugmechanismus über die Lunge eine gewisse Zirkulation bewirkt werden kann.

G. NEUHAUS:

Die Arbeit ist mir bekannt (THOMPSON, S. A. u. E. E. ROCKEY: The Effect of Mechanical Artificial Respiration upon Maintenance of the Circulation. Surg. etc. **84**, 1059, 1947). Wir haben ähnliche Befunde beim Hund nach elektrokardiographisch gesichertem Herzstillstand und bei Wechseldruckbeatmung erhoben.

J. STOFFREGEN:

Der von Herrn HOLMDAHL gezeigte schöne Lehrfilm über die Wiederbelebung des Herzstillstandes zeigt, daß der scheintote Hund mit dem sogenannten „Resuscitator", also mit einphasischem Überdruck beatmet wurde. Gerade weil es ein solch guter Demonstrationsfilm ist mit guten didaktischen Möglichkeiten, möchte ich Herrn HOLMDAHL unter Hinweis auf das heute Morgen diskutierte Thema der hämodynamischen Rückwirkung der künstlichen Beatmung dringend bitten, diesen Teil des Filmes mit einer manuellen Wechseldruckbeatmung zu wiederholen. Zwar konnte dieser Film die guten Möglichkeiten der Herzwiederbelebung zeigen, aber ein Teil des guten Wiederbelebungseffektes auf den Kreislauf wurde notwendigerweise durch diese Atembeutel-Beatmung wieder zunichte gemacht. Die unglückselige Bezeichnung „Resuscitator" für ein IPP-Beatmungsgerät drückt allenfalls den frommen Wunsch der Herstellerfirma aus, — zur Wiederbelebung Scheintoter ist es denkbar ungeeignet.

M. HOLMDAHL:

Was die Abhängigkeit der Zirkulation vom intrathorakalen und vom Vorhofdruck anbetrifft, glaube ich nicht, daß das der Fall ist, daß man mit Wechseldruckbeatmung oder manueller Thoraxkompression eine genügende Zirkulation bei Herzstillstand hervorrufen kann. Man hat sich darüber schon einmal gestritten. Der eine hat gesagt, er habe es mit Methylenblau untersucht, und der andere mit Isotopen. Dabei habe man gesehen, daß man durch die Belüftung der Lungen sogar eine kapillare Zirkulation erreichte. Dann hat ein anderer auch Isotope injiziert und ist, anstatt zu ventilieren, Kaffeetrinken gegangen. Und er hat dieselbe radioaktive Intensität im Kapillargebiet gefunden wie sein Kollege, nämlich durch reine Diffusion.

E. BÜCHERL:

Wir glauben auch, daß bei stillstehendem Herzen durch rhythmische intrathorakale Druckänderungen, wie sie ja bei künstlicher Beatmung ausgelöst werden, eine Minimalzirkulation aufrechterhalten werden kann. Für einen *gerichteten* Blutstrom sind aber in jedem Falle Ventile erforderlich, weil andernfalls das Blut praktisch nur hin- und herpendelt. Wir wissen aber, daß bei großer Füllung des rechten Ventrikels auf jeden Fall die Tricuspidalklappen insuffizient werden. Die nächsten, im allgemeinen intakt bleibenden Ventile wären dann schon die Pulmonalklappen.

M. HOLMDAHL:

Wir können die Diskussion über diesen Punkt wohl abschließen. Denn ich glaube, daß nicht einmal Herr STOFFREGEN sich beim Herzstillstand auf die Wechseldruckbeatmung verlassen wird. Es liegen noch einige andere Diskussionsmeldungen vor.

G. NEUHAUS:

Die manuelle Herzmassage beim Herzinfarkt scheint mir doch sehr problematisch, zumal beim tödlichen Herzinfarkt doch meist ein therapieresistenter Kollaps das Bild beherrscht, wenn nicht der Tod durch eine schwere Schädigung des Herzens selbst oder durch eine Herzruptur eintritt. In diesen Fällen scheint mir aber eine manuelle Herzmassage wenig sinnvoll.

Vielleicht verdient aber in diesem Kreise die von HAUSS inaugurierte Methode der *Carotissinusblockade* erwähnt zu werden, die bei schwerstem Kollaps in der Folge eines Herzinfarktes oft Erstaunliches leistet. Sie ist vor allem in der Consiliarpraxis und zur Unterstützung des Patienten beim Transport in die Klinik geeignet. Wir sahen von der Blockade oft Gutes. Die Betonung der 4-Minutengrenze bei der Wiederbelebung ist äußerst wichtig. Aber sie wird im Einzelfall sowohl nach oben als auch nach unten verändert getroffen. Bei einer Gewebe-„vorschädigung" vor Eintritt des perakuten O_2-Mangels wird die Zeit kürzer sein ebenso wie bei einer Anämie (z. B. durch vorangehenden Blutverlust), da hierbei die Hämoglobinfülle des Gewebes, die durch die Reduktionszeit die Lähmungszeit mitbestimmt, vermindert ist. Umgekehrt kann die Zeit bis zum Eintritt irreparabler Schädigungen verlängert sein nach eingetretener Akklimatisierung an chronischen O_2-Mangel, besonders aber auch bei akuter Anoxie (z. B. bei verstopftem Atemtubus) wenn das Herz weiterschlägt, da dann der Durchspüleffekt (OPITZ-SCHNEIDER) im Gehirn wirksam wird.

M. HOLMDAHL:

Dazu will ich kurz bemerken, daß man nicht zu pessimistisch werden soll. Schon 1953 wurde ja von STEVENSON Material publiziert und von den 1200 Fällen von sog. akutem Herzstillstand wurden doch 328 etwa in 3—5 Minuten behandelt. Mit einer guten Organisation kann man also doch etwas erreichen.

H. KOHLER:

Ich möchte kurz zu einigen Fragen Stellung nehmen, und zwar nicht allein aus eigener Erfahrung, sondern auf Grund eines Besuches im tierexperimentellen Institut in Prag. Dort wurde an Hand von ausgedehnten histologischen Untersuchungen gezeigt, daß diese Defibrillatoren, die Sie erwähnten, Herr JUST, in Spannungsgrößen von 80—200 Volt nicht so günstig sind wie die Hochspannungsdefibrillatoren mit 1500—2000 Volt. Es ist so, daß bei den Defibrillatoren mit 80—200 Volt eine Durchströmungszeit von ungefähr 0,1 bis 0,5 Sekunden notwendig ist, während bei Hochspannungsdefibrillatoren eine Durchströmungszeit von ungefähr $^1/_{100}$ bis $^1/_{500}$ Sekunde erforderlich ist. Mit ihren ausgezeichneten Untersuchungen konnte die Prager Arbeitsgruppe ferner nachweisen, daß die Schäden im Myocard bei Hochspannungsdefibrillatoren bedeutend geringer sind als bei den Niederspannungsdefibrillatoren. Das als kurze Anregung.

Das zweite ist: Die Arbeitsgruppe konnte nachweisen, daß die Wirkung der Defibrillatoren um so besser ist, je größer die Elektroden sind. Wenn die Polgröße auf das Dreifache z. B. von der Ihres Instruments heraufgezogen wird, entsteht auch eine bedeutend größere Wirkung.

Nun eine dritte Frage. Ich weiß nicht, ob ich Sie richtig verstanden habe, Herr JUST. Wie ist es beim Verblutungskollaps? Sagten Sie, daß die intraarterielle Infusion zu keinem Erfolg führe, wenn es beim Verblutungskollaps zum Herzstillstand kommt?

O. JUST.

Wenn das Herz steht, und Sie transfundieren intraarteriell, dann können Sie damit nicht die Wiederbelebung erwarten.

H. KOHLER:

Darüber liegen doch nun ausgedehnte Untersuchungen vor, und ich glaube, sie sind jederzeit reproduzierbar. Also es ist so: wenn Sie ein Tier komplett ausbluten lassen und infundieren dann in der Größenordnung 200—300 ccm/min in der Anfangszeit, so ist etwa nach 3 Minuten sogar bei völlig stillstehendem Herzen eine Wiederbelebung ohne Herzmassage zu erreichen.

Diese Versuche sind erstmals von BRUCHJUNENKO durchgeführt worden. Es sind ganz einfache Entblutungsversuche. Zufällig habe ich sie auch in Prag, wo ich 14 Tage tierexperimentellen Untersuchungen beiwohnte, gesehen. Also Sie können ein Tier ohne weiteres ausbluten und dann das Blut auf arteriellem Wege reinfundieren; und Sie erleben trotz des Herzstillstandes eine Wiederbelebung. Das hat man in Prag mit absoluter Sicherheit getan.

E. BÜCHERL:

Wohin wurde infundiert, in die Carotis oder in die Aorta?

KOHLER:

Nein, in die A. femoralis. Der Druck, mit dem man infundierte, war etwa 220 bis 230 cm H_2O.

O. JUST:

Nach unseren tierexperimentellen Erfahrungen wird beim Herzstillstand durch Ausbluten das Herz zunehmend kleiner und die Aktion immer langsamer. Solange noch eine gewisse Herzaktion vorhanden ist, z. B. 10 Schläge pro Minute, kann durch die alleinige Maßnahme der intraarteriellen Transfusion das Herz wiederbelebt werden. Wenn aber das Herz absolut stillsteht, dann kommt es nach einer intraarteriellen Transfusion nicht zu einer Spontanaktion, sondern das Herz wird unter dem angewandten Druck maximal gefüllt, und es droht die Gefahr der Ruptur. Wenn man nun aber drei oder vier manuelle Kompressionen ausführt, dann setzt die Spontanaktion wieder ein. Wird dagegen beim völlig still stehenden, ausgebluteten Herzen nichts anderes unternommen als intraarterielle Transfusion, so haben wir in keinem Falle gesehen, daß das Herz wieder spontan zu schlagen beginnt.

H. KOHLER:

Sehr bekannt ist der Film von BRUCHJUNENKO aus der Sowjetunion, der schon im Jahre 1938 fertiggestellt wurde. Bei den Ausblutungsversuchen wurde nur intraarteriell infundiert.

O. JUST:

Wurde dabei das Herz makroskopisch betrachtet?

H. KOHLER:

Nein, das ist nicht gemacht worden.

A.-H. FRUCHT:

Die thermische Belastung des Herzens bei der elektrischen Defibrillation ergibt sich aus der angelegten Spannung, der Stromstärke, der Durchströmungszeit und dem Gewicht des Herzmuskels. Bei einer Spannung von 220 V fließen 2—3 Ampere. Die Leistung beträgt dann 400 bis 600 Watt. Das führt zu einer schlagartigen Erwärmung aller Zellen, wie sie sonst in der Natur niemals vorkommt. Bei der normalen Muskeltätigkeit, die auch zur Erwärmung führt, liegen stets erwärmte neben nicht erwärmten Zonen.

Die elektrische Defibrillation mit mittleren Spannungen ist daher ein schwerwiegender Eingriff, der das Herz schädigen kann. Die Defibrillation mit hochgespannten Strömen bei uneröffnetem Thorax, die immer wieder vorgeschlagen wird, stellt die Nachahmung eines Hochspannungsunfalles dar. Die thermische Belastung des Herzens würde dabei nicht geringer. —

Wenn man im Tierversuch entblutet, erhält man ganz selten eine Asystolie. Im EKG erkennt man immer noch langsame Aktionen. Stillstand oder Kammerflimmern sind keinesfalls die einzigen Reaktionsformen des akut geschädigten Herzens. Pulslosigkeit und andere unsichere Zeichen verlangen daher eine Prüfung, ob das Herz nicht doch noch aktionsbereit ist. Schon EINTHOVEN hat darauf hingewiesen, daß auch das mechanisch untätige Herz ein annähernd normales EKG zeigen kann. Das EKG sagt nichts oder sehr wenig über die mechanische Leistung, für die Erkennung der Asystolie und des Kammerflimmerns ist es jedoch unentbehrlich. Auch die Inspektion des freigelegten Herzens ist kein Ersatz, da schnelle Folgen von Extrasystolen Flimmern vortäuschen können. Wird bei Operationen ein EKG mitgeschrieben (besser noch durch einen Kathodenstrahl-Oscillographen sichtbar gemacht) so läßt sich die Auswertbarkeit verbessern, wenn der Ableitungswiderstand während der ganzen Operation durch *Nadelelektroden* konstant gehalten wird. Die üblicherweise benutzten feuchten

Binden trocknen ein, dadurch kommt es zu einer Änderung des Übergangswiderstandes, der die Beurteilung des EKG erschwert.

H. BERTRAM:

Ein Punkt ist heute noch nicht geklärt worden: Bis zu welchem Zeitpunkt nach erfolgtem Kreislaufstillstand können Wiederbelebungsmaßnahmen noch wirksam sein?

In Zürich wurde aus der Göttinger Klinik ein Fall vorgetragen, bei dem auch nach der 4-Minutengrenze noch erfolgreich wiederbelebt werden konnte. Auch an anderen Stellen ist in letzter Zeit über ähnliche Erfahrungen berichtet worden. Bei den meisten dieser Fälle wurde die Wiederbelebung unter Bedingungen durchgeführt, bei denen der Stoffwechsel durch tiefe Narkose oder Hypothermie reduziert war, so daß man annehmen darf, daß es infolge des geringeren Sauerstoffbedarfs trotz der Überschreitung der kritischen Zeit nicht zu einer bleibenden Organschädigung gekommen ist. Einen von uns im Oktober vergangenen Jahres in unserem Röntgeninstitut unter anderen Bedingungen beobachteten Fall möchte ich kurz schildern:

Ein 57jähriger Mann, der wegen intermittierend auftretender Schmerzen in den unteren Extremitäten seit 1938 in der Nervenklinik bekannt ist und seit einiger Zeit partielle Lähmungserscheinungen an den Beinen zeigte, wurde myelographiert. Nach Lumbalanaesthesie mit 4 ccm 2%igem Procain und Injektion von 12 ccm 20%igem Abrodil kam es bei der Umlagerung auf einen anderen Tisch zum Kreislaufstillstand. Der Patient war extrem blaß, die Pupillen maximal weit, die Atmung sistierte, der periphere Puls war nicht zu tasten. Herztöne waren nicht mehr zu hören. — Die Röntgenologen erkannten den Zwischenfall als akuten Kreislaufstillstand und benachrichtigten sofort die im darüberliegenden Stockwerk gelegene Operationsabteilung und den Anästhesisten. Das Instrumentarium mußte mit dem Fahrstuhl heruntergebracht werden. Während der Zeit, bis zum Eintreffen des Anästhesisten, beatmeten die Neurologen den Patienten bei beinahe stehender Lagerung auf dem kippbaren Röntgentisch durch manuelle Thoraxkompression. Der Anästhesist intubierte sofort, ließ durch den Operationspfleger beatmen und führte dann die Thorakotomie aus. Eine Diskussion war, da außerhalb der chirurgischen Abteilung geschehen, nicht notwendig. Das Herz war maximal erweitert, schlaff und schien den Herzbeutel beinahe zu sprengen. Nach Eröffnung des Pericards wurde manuelle Herzmassage durchgeführt. Dabei kam es nach wenigen Kompressionen zum Kammerflimmern, das durch elektrische Defibrillation (Vitacard) zu durchbrechen versucht wurde. Vier Einzelschläge mit 125 V in 0,3 sec. zeigten keinen Effekt. Erst nach einer Serie von 3 Schlägen gleicher Intensität und Dauer kam es zum Herzstillstand und danach sofort zum Einsetzen rhytmischer kräftiger Kontraktionen. Nach Beobachtung dieser normalen Aktion über einige Minuten wurde der Thorax verschlossen. Die Spontanatmung setzte unmittelbar darauf ausreichend ein. Der Patient war reflexerregbar, aber nicht ansprechbar. Die Haut war rosig, der periphere Puls gut zu tasten. In den folgenden Tagen zeigte der Kranke Erregungszustände und war, langsam zunehmend, retrograd amnestisch.

Patient wurde noch vier Monate in der Nervenklinik stationär behandelt und beobachtet. Bei der Entlassung fanden sich nach Ansicht der Neurologen keine Zeichen für psychische Leistungsminderung und Wesensveränderung von bleibendem Charakter. Eine EEG-Untersuchung lag noch nicht vor. Das vor dem Zwischenfall normale EKG zeigte jetzt Veränderungen im Sinne einer ventriculären Schädigung des Myocards.

Die Zeit, die bis zum Einsetzen der Wiederbelebungsmaßnahmen verstrichen war, konnte nicht exakt bestimmt werden. Sie müßte aber bei Kenntnis der räumlichen Verhältnisse mindestens 8—10 Minuten betragen haben. — Die manuellen Thoraxkompressionen können vielleicht einen minimalen Kreislauf unterhalten haben. Eine Reduzierung der Stoffwechselvorgänge hat sicher nicht vorgelegen.

Aus diesen und ähnlichen Beobachtungen muß man den Schluß ziehen, daß auch nach Überschreitung der 4-Minutengrenze noch erfolgversprechende Wiederbelebungsmaßnahmen eingeleitet werden müssen, wenn auch die experimentellen Erfahrungen vorläufig noch dagegen sprechen.

L. BARTH:

Da die *Frage der zeitlichen Begrenzung* bei der Wiederbelebung erneut angeschnitten worden ist, möchte ich mir auch noch eine Bemerkung dazu erlauben.

Ich bin der Meinung, daß man aus psychologischen Gründen die 4-Minutengrenze als das erstrebenswerte Ziel für eine erfolgreiche Wiederbelebung propagieren muß. Andererseits sollte man aber wissen, daß eine erfolgreiche Wiederbelebung ohne irreversible Hirnschädigung auch nach Überschreiten dieser Grenze noch möglich ist. Dieses Wissen kann sicherlich manchem Patienten noch Rettung bringen.

Vielleicht muß man anzweifeln, daß bei den veröffentlichten erfolgreichen Wiederbelebungen wirklich in allen Fällen, wie angegeben, die 3- oder 4-Minutengrenze eingehalten worden ist. In den wenigsten Fällen wird jemand die Zeit vom Eintritt des Kreislaufstillstandes bis zum Beginn der Herzmassage genau gemessen haben. Das ist nur unter besonders günstigen Umständen (offener Thorax) im Operationssaal möglich. Wenn man bedenkt, wie außerordentlich schwierig es ist, z. B. außerhalb des Operationsbetriebes, in einer Zeitspanne von 3—4 Minuten eine behelfsmäßige Zirkulation wieder in Gang zu bringen, dann darf man wohl annehmen, daß eine nicht unbeträchtliche Anzahl der angeblich innerhalb der 4-Minutengrenze wiederbelebten Fälle einen über diese Zeitspanne hinausgehenden Kreislaufstillstand gehabt haben.

Für die *Prognose* der Wiederbelebungsmaßnahmen ist es zweifellos wichtig, ob der Patient aus einer normalen Stoffwechsellage in den Kreislaufstillstand hineingerät, oder ob die Stoffwechsellage durch Narkotika oder andere Maßnahmen reduziert ist. Bei reduzierter Stoffwechsellage ist die Ausgangssituation ohne Zweifel günstiger. Aber selbst ohne diese günstigen Voraussetzungen reicht der O_2-*Vorrat im Blut* noch wenigstens 2 Minuten aus, um den Strukturumsatz der Hirnzellen zu decken. Denn bis herunter zu einer O_2-Spannung von 20 mm Hg im venösen Schenkel des Kapillarblutes wird noch genügend Sauerstoff für den Erhaltungsstoffwechsel der Hirnzellen geliefert. Darüber hinaus wird, wenn der O_2-Vorrat erschöpft ist, durch *anaerobe Glykolyse* in den Hirnzellen noch für weitere 4 Minuten Energie geliefert. Und wenn die Zuckervorräte der Zellen aufgebraucht sind, kann durch *anaerobe Glykogenolyse* noch für weitere 2 Minuten O_2 freigemacht werden. Somit wäre schon unter ganz gewöhnlichen Bedingungen eine für den Erhaltungsstoffwechsel der Hirnzellen ausreichende O_2-Versorgung über einen Zeitraum von 8 Minuten möglich. Bei optimaler Oxygenierung des Blutes und reduziertem Stoffwechsel, wie in der Narkose, sollte diese Zeitspanne eigentlich noch länger sein.

Auch in einem anderen Punkt stimme ich mit Herrn JUST nicht ganz überein, nämlich in der Frage des Einflusses der chronischen Hypoxie auf die Prognose einer akuten Zirkulationsunterbrechung. — Vor einiger Zeit hat mir ein russischer Physiologe eine interessante Frage vorgelegt. Sie war etwa folgendermaßen: ,Claude BERNARD experimentierte mit zwei Spatzen. Den einen steckte er unter eine luftdicht abschließende Glasglocke und beobachtete sein Verhalten. Zuerst flatterte der Vogel wild in seinem Gefängnis umher, dann wurden seine Bewegungen matter, sie gingen über in Zuckungen und schließlich blieb das Tier wie tot liegen. Das ganze Schauspiel dauerte etwa 5 Minuten, oder etwas länger. — Dann lüftete BERNARD die Glocke blitzschnell, um auch den zweiten Spatzen in das Gefängnis zu bringen. Danach vollzog sich dasselbe Schauspiel, aber es dauerte nur zwei bis drei Minuten, denn der Sauerstoff unter der Glocke war ja von dem ersten Spatzen schon verbraucht. Als nun BERNARD die Glocke über den beiden Vögeln entfernte, flog nach einer Weile einer von den beiden Vögeln auf und davon. — Welcher? — Nun, es war der *zuerst* unter die Glocke gebrachte Spatz. Erklärung: Der erste Vogel geriet allmählich in den Zustand der Anoxie und sein Organismus konnte sich darauf einstellen. Dieses Tier wurde nur bewußtlos. Der zweite Spatz wurde plötzlich einer fast sauerstofflosen Atmosphäre ausgesetzt. Er starb an der akuten Anoxie.

Ich bin ziemlich sicher, daß das beim Menschen ähnlich ist. Der chronisch Hypoxische ist zwar empfindlicher gegen irgendwelche Insulte, besonders gegen solche reflektorischer Art. Aber sein Organismus ist an O_2-Mangel gewöhnt und wird sich leichter mit einem akuten zusätzlichen O_2-Mangel abfinden als ein nicht daran gewöhnter Organismus.

A. H. FRUCHT:

Herr STOFFREGEN hatte einen Film vorgeführt. Er sagte dabei, heute liefe der Film besonders langsam. Ich meine, das ist ein lebendiges Beispiel dafür, wie unsicher eine Zeitschätzung wird, wenn der Beobachter unter Zeitdruck steht. Man erhält darüber quantitative Aussagen, wenn man die Angaben über die Dauer der Durchströmung, die Menschen nach einem eigenen Unfall durch elektrischen Strom machen, mit den Messungen vergleicht, die automatische Registriergeräte von dem gleichzeitigen Erdschluß aufzeichnen. Es ist nicht selten, daß der Verunglückte eine Durchströmungsdauer von mehr als einer Minute angibt, obwohl nur einige Sekunden Spannung angelegen hat. Ist der Beobachter während eines kritischen Zeitraums in lebhafter Tätigkeit, so kann die Fehlschätzung auch in die entgegengesetzte Richtung fallen: ein objektiv langer Zeitabschnitt wird als kurz beurteilt.

Nach welcher Zeit das Gehirn wiederbelebt werden kann, läßt sich nur durch Messungen feststellen. Ein objektiver Nachweis gelingt durch das Elektroencephalogramm. Eine Ableitung (ein Kanal) genügt. Sie sehen dann, daß man zwei Minuten nach Erlöschen des EEG nicht mehr zu einem normalen Verlauf kommt. Wir haben ein großes Material darüber, weil wir bei unseren Tierversuchen gleichzeitig Kreislaufgrößen, Atmung und EEG registrieren.

O. JUST:

Ich möchte zur Frage des Kreislaufstillstandes abschließend noch folgendes sagen.

Die Diagnosestellung ist in der Klinik äußerst schwierig. Die palpatorische bzw. auskultatorische Pulskontrolle ist starken individuellen Schwankungen unterworfen. Wenn z. B. drei Personen die Carotis palpieren, dann findet man bei schlechten Kreislaufverhältnissen verschiedene Ergebnisse. Wann ist also der Beginn der kritischen Grenze? Wenn keine Zirkulation mehr vorhanden ist, d. h., eine völlige Stagnation, dann glaube ich, daß 3—4 Minuten die kritische Grenze ist und danach irreparable Schäden im Cerebrum gesetzt werden. Wenn deshalb in der Literatur Herzwiederbelebungen mit erheblicher Überschreitung der kritischen Grenze angegeben werden, dann kann m. E. der Herzstillstand unmöglich so lange bestanden haben, sondern es lag lediglich eine hochgradige Kreislaufdepression vor, die dann nach einiger Zeit wieder restituiert wurde.

Zur Frage der Hoch- und Niederspannungsdefibrillatoren möchte ich sagen, daß ich mit Hochspannungsdefibrillatoren keine Erfahrungen habe. Wenn Sie behaupten Herr KOHLER, daß diese besser wären, dann kann ich nur versichern, daß der Niederspannungsdefibrillator ganz vorzüglich arbeitet. Ich bin jedesmal, wenn ich eine Defibrillation damit durchführen wollte, zum Ziele gekommen.

Die Größe der Elektroden beträgt bei meinem Gerät 5 und 7 cm, was sich als völlig ausreichend erwies.

Zur thermischen Schädigung ist zu sagen, daß diese Frage immer wieder angeschnitten und deshalb von verschiedenen Autoren gefordert wird, die Elektroden mit Mullkompressen abzudecken. Wir haben bisher noch keine thermische Schädigung gesehen, obwohl wir bis jetzt vielleicht bei 12—15 Patienten Kammerflimmern mit elektrischer Defibrillation beseitigt haben. Ich glaube, auch Herr ZINDLER hat eine größere Anzahl von Defibrillationen durchgeführt, und ich möchte ihn fragen, ob er vielleicht postoperativ irgendwelche Veränderungen gesehen hat, die auf eine thermische Schädigung während des Defibrillationsstoßes schließen ließen.

M. ZINDLER:

Ich glaube, daß im allgemeinen keine schweren thermischen Schädigungen auftreten. Ich habe zwar einmal im Operationssaal gesehen, daß bei einer langdauernden Elektroschockanwendung eine Hitzeschädigung des Herzens verursacht wurde. Bei einer Begrenzung des Schockes auf etwa 0,1 sec. sind solche Schäden aber nicht zu erwarten. Wenn es eine Möglichkeit gibt, die den Insult der Defibrillation verhindert, dann sollten wir sie anwenden.

M. HOLMDAHL:

Ich bedanke mich sehr bei allen Diskussionsrednern und besonders bei Herrn HÜGIN für seine Worte. Er hat gesagt, wir müßten alle eine manuelle Methode der künstlichen Beatmung lernen. Das kann ich nur unterstreichen. Aber ich bezweifle, daß es die Methode von SCHÄFER sein muß.

Thema III

SAUERSTOFF ODER LUFT ALS VEHIKEL FÜR INHALATIONSNARKOTIKA?

Vorsitz: O. MAYRHOFER (Wien)

W. HÜGIN:

Bei der Diskussion der Frage, ob Sauerstoff oder Luft als Vehikel der Inhalationsnarkose angewendet werden soll, muß man die physiologischen Verhältnisse vor Augen halten und von der Tatsache ausgehen, daß Luftatmung das Hämoglobin mit Sauerstoff sättigt und zu großer körperlicher und psychischer Leistung befähigt. Luftatmung genügt auch zur Durchführung einer Inhalationsnarkose, sofern das Narkosemittel nur ein geringes Volumen beansprucht wie beispielsweise

	Unterhaltungskonzentration durchschnittlich	Höchste Einleitungskonzentration ca.
1. Äther	5%	20%
2. Divinyläther	4%	15%
3. Äthylchlorid	3%	10%
4. Chloroform	0,9%	4%

Es sind also die *starken* Narkosemittel, bei denen *Luft* als Vehikel in Betracht fällt.

In praktischer Hinsicht wird hauptsächlich die Äthernarkose zur Diskussion stehen, bei welcher Luft allein oder Luft mit einem Sauerstoffzusatz oder reiner Sauerstoff als Vehikel dienen kann. Es wird nicht schwierig sein, die für Äther geltenden Regeln auf die anderen genannten Narkosemittel zu übertragen, benötigen doch die Ätherdämpfe von allen das größte Volumen. Die Volumsbeanspruchung von Äther wirkt sich nur bei der Einleitung der Narkose ungünstig aus, denn man benötigt zeitweise 20% Ätherdampf. Das bedeutet, daß $^1/_5$ des Luftsauerstoffes verdrängt wird und sich folglich in der Einatmung nur noch etwa 16% Sauerstoff befinden, was einem Partialdruck von 120 mm Hg entspricht.

In Gebirgsgegenden jedoch kann der Partialdruck des Sauerstoffes in der Luft bereits so erniedrigt sein, daß die Menschen an der Grenze der Hypoxie leben, vor allem frisch Zugezogene. In solchen Gebieten ist bei der Luftäthernarkose Hypoxie unvermeidlich.

Luft genügt als Sauerstofflieferant *nicht* in der Lachgas-, Äthylen- oder Azetylennarkose; denn diese Gase benötigen ein so großes Volumen, daß der Luftsauerstoff viel zu tief sinkt.

Es stellt sich nun die Frage, bei welchen Zuständen und Operationen es zweckmäßig ist, zur Inhalationsnarkose *Luft* als Vehikel resp. *Sauerstoff-Zusatz zu Luft* oder *reinen Sauerstoff* zu verwenden.

In der Thoraxchirurgie ist *Sauerstoffzusatz* wünschenswert. Er ist jedoch nicht unbedingt notwendig, wie die Erfahrungen unter Kriegsbedingungen zeigen, wo zahlreiche Eingriffe im Thorax unter Luftatmung ausgeführt worden sind, z. B. mit dem BEECHER-Apparat oder Oxford-Vaporizer. Bei Eingriffen an allen übrigen Körperregionen ist Sauerstoffzusatz nicht eo ipso zweckmäßig, sondern vom Zustand des Patienten und anderen Bedingungen abhängig.

Erhöhte Sauerstoffkonzentration gibt man regelmäßig schwachen oder alten Patienten und Kleinkindern im Sinne einer Reserve; denn es kann bei jeder Narkose einmal eine Atemstörung auftreten, und darauf reagieren die genannten Patienten schlecht.

Bei Anämie, Schock, Kohlenmonoxyd-Vergiftungen usw. wird man die verminderte Transportkapazität des Blutes für Sauerstoff durch Sauerstoffatmung steigern.

Bei toxischem Zustand, Hyperthyreose oder hohem Fieber wirkt sich eine höhere Sauerstoffkonzentration in der Atemluft risikosenkend aus.

Selbstverständlich wird man immer dann mehr als 20% Sauerstoff geben, wenn eine Anästhesie bei einem Patienten begonnen wird, dessen Blut aus irgendeinem Grunde untersättigt ist. Sauerstoffzusatz ist auch bei der Einleitung der Äthernarkose wünschenswert.

Wenn für Sauerstoff entschieden wird, stellt sich die Frage nach seiner Konzentration.

Zweifellos steigt z. B. bei Anämie, Schock oder Kohlenmonoxydvergiftung der Nutzen des Sauerstoffes mit seiner Konzentration, weil bei diesen Zuständen der im Plasma physikalisch gelöste Sauerstoff einen relativ großen Anteil ausmacht. Dementsprechend wird man unter diesen Komplikationen die höchstmögliche Sauerstoffkonzentration anwenden, selbstverständlich auch bei Lungenödem oder ausgedehnter Pneumonie. Dagegen genügt in allen Fällen eine Sauerstoffkonzentration von etwa 35% zur vollständigen Sättigung des Hämoglobins, so daß ein geringer Sauerstoffzusatz zu Luft ausreicht bei Schwachen, Alten, Kleinkindern, Febrilen und Hyperthyreotikern, aber auch bei Eingriffen im Thorax. Die Berechnung ergibt, daß man zu einem halboffenen Atemsystem vom Typus des Oxford-Vaporizers nur 1½ Liter O_2 je Minute zusetzen muß, bei einem angenommenen Atemvolumen von 8 Litern pro Minute. Man kann auf Grund dieser Kenntnis Sauerstoff sparen, was unter schwierigen Bedingungen, wie beispielsweise bei Katastrophen oder in der Feldchirurgie bedeutsam ist.

Endlich stellt sich die Frage, ob eine höhere Sauerstoffkonzentration bei der Inhalationsnarkose unzweckmäßig oder gar schädlich sein kann.

Umstritten ist die Begünstigung von Atelektasen wegen Sauerstoffatmung. Wenn die Lunge mit O_2 in hoher Konzentration gefüllt ist und ein Lungenbezirk obstruiert wird, ist wohl denkbar, daß eine Atelektase leichter und schneller entsteht, als nach Luftatmung, weil reiner Sauerstoff vom Lungenblut rasch absorbiert wird. Schnelle Sauerstoffabsorption unter Hinterlassung eines Vakuums kann auch bei anderen Körperhöhlen eintreten, wenn ihr Zugang verstopft ist, z. B. am Mittelohr oder an den paranasalen Sinus.

Eine „*Sauerstoffintoxikation*" ist bei Narkose kaum zu befürchten, denn Sauerstoffschäden treten erst nach längerer Zeit reiner O_2-Atmung auf. Aber eine Sauerstoffkonzentration von mehr als 20% kann unter Umständen Komplikationen begünstigen, was ich mit Folgendem begründen möchte:

1. Der *Narkoseschüler* beginnt vorteilhafterweise mit Luftatmung, praktisch also mit der Äther-Luftnarkose, damit er Behinderung oder Lähmung der Atmung u. a. auch an Zyanose erkennt und ihre Behebung lernt. Ein Sauerstoffdefizit wegen ungenügender Atmung kann durch hohe Sauerstoffkonzentration wettgemacht werden, jedoch bleibt Hyperkapnie, d. h. respiratorische Azidose, bestehen, die trotz rosiger Hautfarbe lebensgefährlich ist. Der unerfahrene Anästhesist ist zufrieden, wenn das Blut hellrot ist und unterschätzt die Bedeutung der Kohlensäureelimination. Sauerstoffatmung ist in Fällen von Obstruktion oder Atemschwäche wegen tiefer Narkose keine kausale Therapie, sondern es sind selbstverständlich mechanische Atemhindernisse zu beheben oder die Narkose zu verflachen. In dieser Hinsicht ist die Luft-Äther-Narkose besonders instruktiv.

2. Ähnlich ist die Situation, wenn der angehende Anästhesist mit *Relaxantien* zu arbeiten beginnt, die künstliche Atmung aber noch nicht beherrscht. Unter höherer Sauerstoffkonzentration kann er selbst bei ungenügender Ventilation eine rosige Hautfarbe unterhalten und den Patienten einer CO_2-Intoxikation aussetzen. Unter Beatmung mit Luft oder einem Gemisch, das nur 20% Sauerstoff enthält, würde er Hypoventilation an der Zyanose leicht erkennen. Sie wirkt alarmierend und veranlaßt zur Korrektur der insuffizienten Beatmung. Jedoch auf

das Erscheinen oder Fehlen von Zyanose darf man bekanntlich nur bei normalem Hämoglobingehalt und bei guter Beleuchtung abstellen. Im Falle stark pigmentierter Haut ist Zyanose schwer zu erkennen.

3. *Lungenemphysem* gehört m. E. ebenfalls zu den Indikationen für Luftatmung. Bei Emphysematikern ist die zentrale Atemsteuerung auf eine dauernde leichte Hypoxämie und Hyperkapnie eingestellt. Sie reagiert auf alle Veränderungen der Atmung empfindlich. So kann z. B. die reine Sauerstoffatmung beim Emphysematiker zu einer Abnahme der Lungenventilation mit starker respiratorischer Azidose, Koma und Herzversagen führen. Versucht man den Zustand durch künstliche Atmung mit Sauerstoff zu verbessern, dann erlebt man bisweilen eine merkwürdige Veränderung der zentralen Atemsteuerung, die vielleicht durch sauerstoffbedingten Vasospasmus erklärt werden kann. Es kommt nach Aufhören der O_2-Beatmung zu langdauernder Apnoe, „gasping“ oder schwerer Ventilationsinsuffizienz. Erst nach längerer sorgfältiger Atembeihilfe mit Luft reguliert sich die zentrale Atemsteuerung wieder ein. Diese Störung hat also den Charakter eines Modulationsausfalles der primitiven Atemimpulse. Diese Komplikation hat uns schon viel zu schaffen gemacht, bis wir merkten, daß sie irgendwie mit erhöhter Sauerstoffkonzentration oder künstlicher Beatmung zusammenhängt. Seitdem wir beim Emphysematiker grundsätzlich die Spontanatmung erhalten und nicht mehr als 20% Sauerstoff geben, haben wir vor dieser Komplikation Ruhe.

4. Letztlich spricht für Luft als Vehikel das *einfache und leicht verständliche Gerät*, womit viele Gefahren wegfallen. Luft-Äther-Narkose ist deshalb für unerfahrenes oder nichtärztliches Personal besonders wichtig und natürlich immer dann, wenn kein Sauerstoff und keine Narkosegase zur Verfügung stehen.

Ich möchte abschließend meine Ansicht wie folgt zusammenfassen:

1. Luft als Vehikel der Äther-Narkose genügt den physiologischen Erfordernissen bei Operierten, die allgemein gesund und kräftig sind.

2. Ein geringer Sauerstoffzusatz ist während der Einleitung erwünscht. Die Erhöhung der Sauerstoffkonzentration auf 30—35% durch Zusatz von Sauerstoff zu Luft ist immer dann angezeigt, wenn leichtere Atemstörungen hinzukommen wie beispielsweise in der Thoraxchirurgie, bei alten oder schwachen Kranken und bei kleinen Kindern. Der erhöhte Sauerstoffbedarf im Fieber und bei Hyperthyreose verlangt ebenfalls eine Sauerstoffanreicherung. Auch im Gebirge wird man besonders bei Frischzugezogenen die Luft mit Sauerstoff anreichern.

3. Hohe Sauerstoffkonzentration soll bei Anämie, Schock, CO-Vergiftung oder Lungenödem angewendet werden.

4. Bei starkem Lungenemphysem ist eine erhöhte Sauerstoffkonzentration unerwünscht. In der Ausbildung zum Anästhesisten gibt es Situationen, wo Luft resp. 20% Sauerstoff als Vehikel besonders zweckmäßig erscheint. Unerfahrenes oder nichtärztliches Personal arbeitet mit offener oder halboffener Ätherluftnarkose in weniger gefährlicher Weise.

Ich möchte zum Schluß an ein Mahnwort Ralph WATERS erinnern, der sagte: „Wenn man eine Störung hat, aus der man nicht mehr draus kommt, dann gib dem Patienten des lieben Gottes gute Luft“.

DISKUSSION

F. POPPELBAUM:

Die Indikationen für die Luftbeatmung wurden von Herrn HÜGIN bereits abgegrenzt.

Die überwiegende Mehrzahl der anfallenden Operationen eines allgemein-chirurgischen Betriebes läßt sich ohne Sauerstoff-Zusatz mit einfachen, narrensicheren Apparaturen mit idealer Steuerbarkeit und, wie Sie gleich sehen werden, ohne geschlossenes System durchführen. Selbst wenn in Vollkurarisierung gearbeitet werden muß, bedarf es keiner CO_2-Absorptionseinrichtung, und die Beatmung läßt sich den physiologischen Verhältnissen bei Anwendung der Wechseldruck-Ventilation in hohem Maße angleichen.

Nun etwas über die apparativen Voraussetzungen für die Beatmung mit Luft.

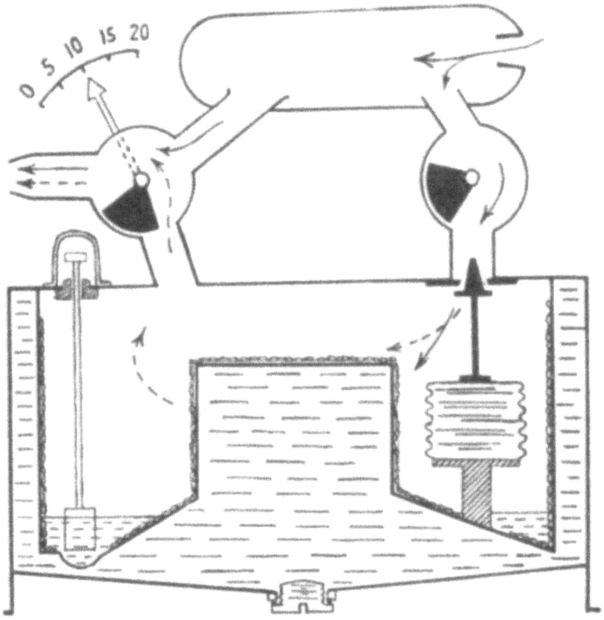

Abb. 48 Schema des EMO-Inhalators

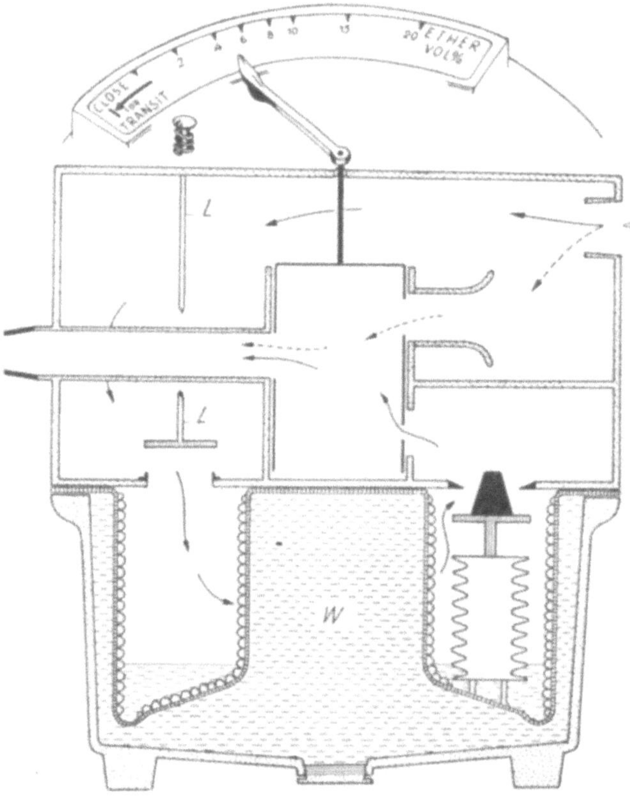

Abb. 49. Schnitt durch das serienmäßige Modell

Sie sehen hier eine Modifikation des bereits von Herrn HÜGIN erwähnten Oxford-Vaporizers, des ebenfalls in Oxford entwickelten *EMO-Inhalators* (Abb. 48 u. 49). Er unterscheidet sich vom Oxford-Vaporizer dadurch, daß er nicht mit warmem Wasser und Kalzium-Chlorid, sondern mit einer Anaeroid-Kapsel thermokompensiert wird. Die sich bei höherer Temperatur ausdehnende Kapsel verringert den Luftzutritt zur Verdampfer-Kammer. Bei niedrigeren Temperaturen läuft dieser Vorgang entgegengesetzt ab. Ein zentral angebrachtes Wasser-Reservoir dient als Wärmespeicher, um die bei größeren Entnahmen erforderliche Verdampfungswärme aufzubringen. Die zu entnehmende Dampf-Konzentration läßt sich auf einem besonderen Schieber zwischen 0 und 20% genau einstellen.

Der *OIB-Oxford-Beatmungsbalg* (Abb. 50) ist eine separate kleine Einheit, die dem EMO das prozentual eingestellte Dampfgemisch entnehmen und dem Patienten gegebenenfalls auch mit intermittierenden positiven Drucken zuführen läßt.

Er eignet sich unabhängig auch zur Reanimation mit Luft oder einem Luft-O_2-Gemisch.

Das Gerät besteht aus einem Faltenbalg, dem ein sichtbar arbeitendes Einwege-Ventil vor- und nachgeschaltet ist, wodurch ein gerichteter Gasstrom gewährleistet wird, sowie aus einem Faltenschlauch und einer Atemmaske mit einfachem Abblas-Ventil.

Noch zweckmäßiger ist ein unmittelbar vor der Maske angebrachtes Zweiwege-Wechsel-Ventil, wie es MITCHELL angegeben hat.

Um die Beatmung mit Luft auch mit Wechseldruck durchführen zu können,

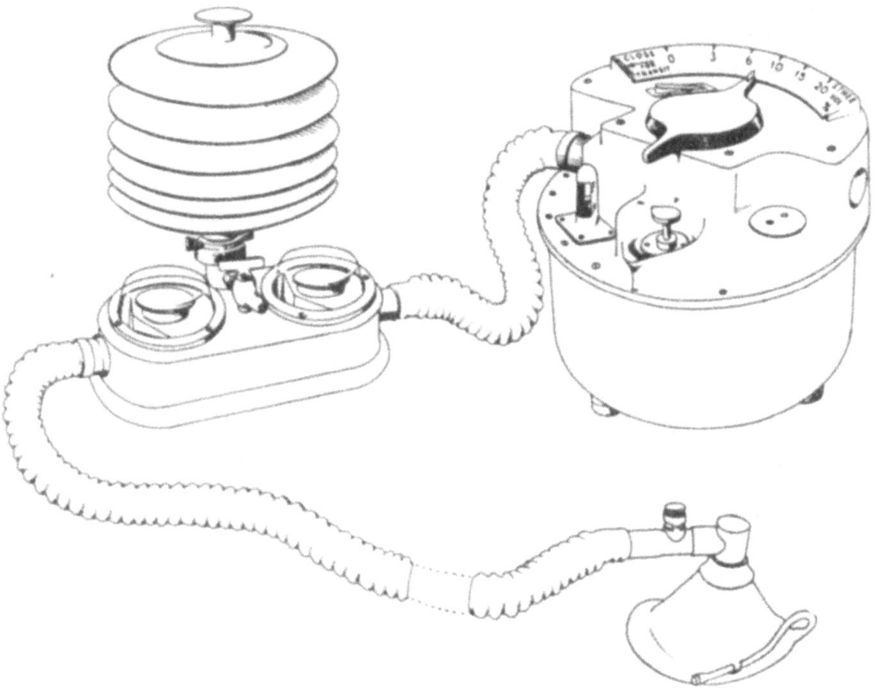

Abb. 50. E. M. O. und O. I. B. schematisch

verwandten wir das von der Firma VEB Medizin-Technik Leipzig entwickelte Handbeatmungs-Gerät Nr. 433 (Abb. 51).

Beim Zusammendrücken des Beatmungsbalges wird Frischluft über Einatemventil (1), Schlauch und *Y*-Stück, über Maske oder Endotrachealtubus zur Lunge befördert. Im Innenbalg des Gerätes (2) entsteht in dieser Phase ein an der Blende (3) einregulierbarer Überdruck, der das Ausatemventil (4) verschließt, so daß die im Innenbalg enthaltene Luft über Abblas-Ventil (3) und Blende ins Freie entweicht. Beim Ausziehen des Gerätes schließen sich Einatemventil (1) und Abblasventil (3). Das Frischluftventil (5) öffnet sich und atmosphärische Luft strömt in den Außenbalg ein.

Bei vorübergehender Verknappung von Atemkalk waren wir so in der Lage, den Narkosebetrieb einer benachbarten Klinik ohne Einschränkung unter Verzicht auf das geschlossene System aufrechtzuerhalten.

Wir stehen daher auf dem Standpunkt, daß man in vielen Fällen das geschlossene System

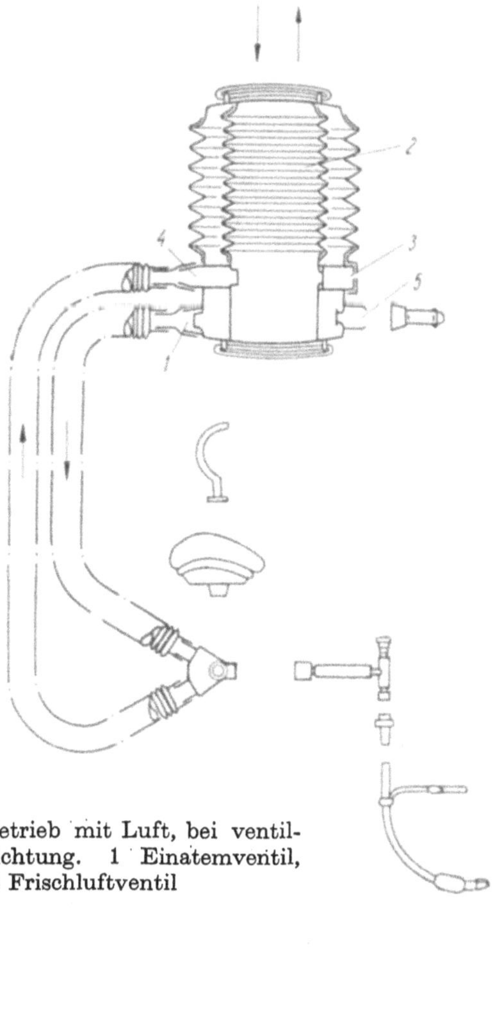

Abb. 51. Medi-Handbeatmungsgerät 433. Halboffener Betrieb mit Luft, bei ventilgesteuertem Wechseldruck ohne CO_2-Absorptionseinrichtung. 1 Einatemventil, 2 Innenbalg, 3 Blende, 4 Ausatemventil, 5 Frischluftventil

als nicht mehr als eine Krücke ansehen sollte, an der man nicht länger zu humpeln braucht. Kehren wir deshalb da, *wo wir es können*, zum halboffenen System und zur Beatmung mit Luft zurück! Es wird sich für die Patienten, für uns, und für die Kostenträger bezahlt machen.

J. STOFFREGFN:

Ich möchte zu der von Herrn HÜGIN mitgeteilten Beobachtung etwas sagen. Herr HÜGIN beschrieb, daß bei Emphysematikern nach Beatmung mit sauerstoffreichen Gasgemischen Schwierigkeiten beim Übergang auf Spontanatmung entstanden. Die Spontanatmung setzte erst nach Beatmung mit Luft wieder ein. Dieses Phänomen ist typisch für alle Patienten mit sogenanntem Cor pulmonale. Es ist auch z. B. von der ROSSIER'schen Schule wiederholt beschrieben worden. Das ist so zu verstehen: Ein Patient, der chronisch eine Untersättigung seines Blutes mit O_2 und eine vermehrte CO_2-Spannung hat, reguliert seine Atmung nicht mehr ausschließlich über die Kohlensäure, sondern der O_2-Mangel im Blut steuert ebenfalls die Atemtätigkeit. Wenn man bei einem solchen Patienten Sauerstoff in größeren Mengen dem Atemgas zugibt — z. B. während der Narkose —, dann werden der Rest-Spontanatmung des chronisch hyperkapnischen Patienten diese Sauerstoffmangelantriebe weggenommen, und er wird erst dann wieder mit der Spontanatmung einsetzen, wenn er wieder seinen „physiologischen" Sauerstoffmangel im Blut erreicht hat.

O. MAYRHOFER:

Ich glaube, das ist ein sehr wesentlicher Punkt, daß gerade bei diesen Patienten die Atemsteuerung, z. T. wenigstens, über die Chemorezeptoren abläuft und daß das Atemzentrum vielleicht schon geschädigt ist durch die chronische Hypoxie. Wenn man da jetzt reichlich Sauerstoff zuführt, ist es vorstellbar, daß die Chemorezeptoren dann nicht ansprechen.

J. STOFFREGEN:

Es gibt eine wirklich große Reihe von Stellen, die nichts weiter veröffentlichen als solche Beobachtungen. Wenn in einem normalen Krankenhaus, in dem solche Dinge nur am Rande passieren, ein Patient eingeliefert wird, der sich in desolatem Zustand befindet, z. B. beim chronischen Cor pulmonale, dann wird zur Sauerstoffmaske gegriffen in der Annahme, daß man dem Patienten etwas Gutes tue. Die Patienten werden natürlich blau und immer schlechter. Ihr Schicksal ist schon besiegelt in dem Moment, wo ihnen die O_2-Maske aufgesetzt wird. Solche Dinge passieren immer wieder und werden als akute Todesfälle bei O_2-Applikation veröffentlicht.

W. HÜGIN:

Die Abhängigkeit von der Hypoxie ist verständlich. Aber es muß bei diesen Patienten noch etwas mitspielen, das wir nicht kennen. Diese Kranken können stundenlang apnoisch bleiben, obwohl mit Luft leicht beatmet und eine geringe Zyanose unterhalten wird, in der Absicht, die hypoxischen Stimuli wirken zu lassen. Gleichzeitig sind sie bewußtlos und reflexlos bei mittelweiter Pupille. Allmählich kommt ein gasping in Gang, d. h. eine primitive, ruckförmige, insuffiziente Atmung. Unter sorgfältiger assistierter Atmung wird das gasping allmählich moduliert, nimmt etwas zügigere Form an und geht später in richtige Spontanatmung über. Interessanterweise kehrt das Bewußtsein zurück, wenn das gasping einer modulierten, zügigen Atmung weicht. Vielleicht möchte sich Herr STOFFREGEN dazu noch äußern.

M. HOLMDAHL:

Ich finde diese Mitteilung von Herrn HÜGIN außerordentlich interessant. Wir wissen ja alle, daß man mit Sauerstoff eine physiologische Denervierung des Glomus caroticum-Mechanismus hervorrufen kann.

Interessant ist auch folgendes: Bei erheblicher respiratorischer Azidose wird der die Atmung steuernde Reflexmechanismus auch von der Peripherie her gehemmt (A. ÅSTRÖM: Acta physiol. scandin. 1952, 27, Suppl. 98). Wenn man längere Zeit Sauerstoff gibt und eine Hypoventilation hat, so ist es möglich, daß hypoxische Reize nicht mehr wirksam werden, weil durch die respiratorische Azidose die Reflexe der peripheren Chemorezeptoren gehemmt sind.

M. MEYER:

Ich möchte zu der von Herrn HÜGIN aufgeworfenen Frage einen Hinweis geben.

1940 haben Max SCHNEIDER und seine Mitarbeiter bei Untersuchungen über die Durchblutung des Hirns und ihres Steuerungsmechanismus gefunden, daß die Hirndurchblutung zum überwiegenden Teil von der CO_2-Spannung im venösen Hirnblut reguliert wird. — Wenn wir nun einen chronisch hypoxischen Patienten einer relativen Hyperventilation mit sauerstoffreichen Gasgemischen unterziehen, so durchbrechen wir den für diesen Patienten physiologischen CO_2-Spiegel. Die Folge der Verminderung der Kohlensäurespannung ist, wie auch bei Überventilation Gesunder beobachtet wird, eine Senkung der Hirndurchblutung durch Vasokonstriktion, die 50% des Normalwertes betragen kann. Die Einschränkung der Durchblutung im Bereich des Cortex und der Medulla oblongata könnte vielleicht die längere Bewußtlosigkeit und Apnoe solcher Patienten erklären. Welche CO_2-Spannung im venösen Hirnblut imstande ist, solche hypokapnischen Vasokonstriktionen zu lösen, ist mir nicht bekannt. Sie dürfte aber nach Ihren Beobachtungen sicherlich über den pränarkotischen Werten liegen.

A. H. FRUCHT:

Was Herr HÜGIN berichtet hat, läßt auf eine schwere zentrale Störung schließen, die sich nicht auf das Stammhirn beschränkte. Hier wäre das EEG für die Beurteilung wichtig gewesen. Ich möchte auf die Möglichkeit hinweisen, das Elektroencephalogramm während der Operation zu verfolgen und dazu einen methodischen Hinweis geben.

Wenn in der Nähe eine EEG-Abteilung ist, kann man mit deren Hilfe eine Anordnung improvisieren. Zu jedem Elektroencephalographen gehört ein Reservekanal, das ist ein mehrstufiger elektrischer Verstärker, der zu einer Einheit zusammengebaut ist. Reservekanäle werden selten gebraucht, da entweder alle Kanäle des Gerätes funktionieren oder etwa gleichzeitig ausfallen. Wenn man sich eine solche Reserveeinheit ausborgt und ein Blechgehäuse zum Abschirmen anfertigt, erhält man eine handliche, mechanisch nicht besonders empfindliche Anordnung und braucht keinen Spezialkanal. Die sogenannten Spezial-Narkoseüberwachungs-Kanäle unterscheiden sich von der normalen Ausführung dadurch, daß sie die tiefen Frequenzen des EEG bevorzugt wiedergeben. Eine entsprechende Wiedergabe kann man mit einem gewöhnlichen Kanal dadurch erreichen, daß man die Frequenzblende entsprechend tief einstellt. Man geht dann mit einem Kathodenstrahl-Oscillographen, wie er in der klinischen Elektrokardiographie verwendet wird, an den Ausgang des EEG-Kanals und erhält ein fortlaufendes Bild auf dem Schirm, das man durch Einzelaufnahmen mit einer Kleinbildkamera in wichtigen Momenten festhalten kann. Es ist also nicht unbedingt erforderlich, eine Spezialeinrichtung zur fortlaufenden Registrierung mit Direktschreiber zu haben.

Mit einer solchen Anordnung, die nur gute Beziehungen zu einer benachbarten EEG-Abteilung und einen klinisch üblichen Kathodenstrahl-Oszillographen, aber keine besonderen finanziellen Aufwendungen erfordert, wird man nach unserer Erfahrung in der Beurteilung solcher Fälle, wie ihn eben Herr Hügin geschildert hat, einen guten Schritt vorwärts kommen.

O. Mayrhofer:

Sie meinen ein Narkoseüberwachungsgerät?

A.-H. Frucht:

Ja, nur improvisiert. Es wäre besonders in Fällen, bei denen langdauernde Atmungsstörungen auf zentrale Störungen weisen, anzuwenden. Die Narkoseüberwachung mit dem EEG erfordert allerdings eine Einarbeitung, nicht aber eine volle EEG-Ausbildung. Denn im wesentlichen werden nur die Veränderungen vor, während und nach der Operation zu bewerten sein. Übrigens sollte auch die selbstgebaute Anordnung explosionssicher sein. — Die EEG-Überwachung der Narkose ist ein Fortschritt!

O. Mayrhofer:

Nur leider dort, wo man keine EEG-Abteilung hat, nicht durchzuführen.

L. Barth:

Ich glaube, man kann Herrn Hügin in seinen Ausführungen über die Anwendung von Sauerstoff oder Luft in der Narkosepraxis unumwunden zustimmen. Ich möchte aber noch eine Frage an ihn stellen und dazu eine Bemerkung vorausschicken.

Wir schätzen den Sauerstoffzusatz, d. h. eine erhöhte Sauerstoffkonzentration im eingeatmeten Gasgemisch während der Narkose deswegen, weil eine erhöhte O_2-Konzentration im Blut ja bekanntlich die Reflexaktivität aller nervösen Zentren herabsetzt.

Herr Hügin hat vorhin gesagt, daß man mit einer gewissen Beschränkung der O_2-Spannung zu rechnen hat, wenn man beispielsweise eine Äthernarkose durchführt. Das ist gewöhnlich nicht von Bedeutung. Aber es ist nicht die bei Luftatmung normalerweise vorhandene O_2-Konzentration. Daher wurde als eine Kontraindikation gegen die Luftanwendung z. B. die Anämie bezeichnet. Hier möchte ich Sie fragen: Sollte man als Kontraindikation gegen Luftanwendung bei der Narkose nicht auch solche operative Eingriffe nennen, bei denen wir einen großen Blutverlust erwarten müssen? — Das ist natürlich eine ganze Reihe von operativen Eingriffen, und es ist oftmals schwer vorauszusagen, wo wir einen größeren Blutverlust antreffen werden und wo nicht.

Sobald es zu einer größeren Blutung kommt, dürfte sich auch der geringe O_2-Mangel, den wir bei einer Luftäthermischung haben, unangenehm bemerkbar machen. Das muß nicht unmittelbar zu bedrohlichen Erscheinungen führen. Aber der nunmehr anämische und leicht hypoxische Patient kann schon bei leichteren reflektorischen Reizen in einen Kreislaufkollaps hineinkommen, den wir bei erhöhter O_2-Konzentration im Blut sehr wahrscheinlich nicht bekommen würden, weil die Reflexaktivität herabgesetzt ist. Wir wissen ja, daß man einen plötzlichen größeren Blutverlust mit der gewöhnlichen Infusionstechnik nicht so schnell wieder ausgleichen kann. Es dauert oftmals 15, 20 oder 30 Minuten, bis der Blutverlust wenigstens annähernd wieder kompensiert ist. In dieser Zeit dürfte sich eine erhöhte O_2-Konzentration im Blut, vor allem der physikalisch gelöste Sauerstoff, als sehr wertvoller Schutzfaktor erweisen, der auch bei verringerter Blutmenge das Gewebe nicht unter O_2-Mangel leiden läßt.

O. Mayrhofer:

Ich möchte ebenfalls zu diesem Thema Stellung nehmen und Sie vor allem aus den hochtheoretischen Sphären wieder zur Erde zurückrufen.

Wir müssen, glaube ich, wohl unterscheiden zwischen einer Narkose mit Luftzusatz einerseits, ohne daß wir ein Gerät bei der Hand haben, also zwischen der Äthertropfnarkose, wenn wir als pars pro toto für alle Tropfnarkosen den Äther nehmen wollen, und der Apparatnarkose andererseits.

In welchem Apparat haben wir denn Luft als Vehikel jederzeit zur Verfügung? Wir haben Narkosegeräte, aus denen wir O_2 und N_2O beziehen können. Wenn wir von den wenigen Geräten absehen, die von Herrn POPPELBAUM und von Herrn HÜGIN erwähnt wurden, dem Oxford-Vaporizer z. B., haben wir weit und breit eigentlich O_2- und Lachgasnarkosegeräte zur Verfügung.

Ich halte es irgendwie für unfair, einerseits von Luft als Vehikel und andererseits von O_2 als Vehikel zu sprechen. Denn wir wenden ja praktisch niemals allein Luft oder allein Sauerstoff als Vehikel an. Jedenfalls ist das bei der gewöhnlichen Äthertropfnarkose so. Deswegen kann ich Herrn HÜGIN nicht ganz beipflichten, sofern es sich um eine Äthertropfnarkose handelt.

Beim Oxford-Vaporizer mag das eine andere Sache sein. Da können wir den Sauerstoffanteil deswegen relativ hoch halten, weil wir sämtliche anderen Gase abatmen und unser Luftgemisch tatsächlich nur durch die paar Prozent Äther, die mit zugeführt werden, verdünnen. Geben wir aber eine *Äthertropfnarkose* über längere Zeit, dann *verdünnen wir die Luft unter der Maske* nicht nur mit dem *Ätherdampf*, sondern auch mit *Wasserdampf*, den der Patient aus seinen Lungen abatmet. Weiter verdünnen wir dieses Gemisch durch die *abgeatmete* CO_2, die immerhin 5—6% ausmacht oder noch höher konzentriert sein kann, wenn die Äthermaske dicht abgedeckt ist.

Messungen, die schon im Jahre 1949 von FAULCONER und Mitarb. an der Mayo-Klinik durchgeführt wurden, haben ergeben, daß wir bei der Äthertropfnarkose den O_2-Partialdruck unter der Maske von normal 150 mm Hg nicht, wie Herr HÜGIN sagte, auf 120, sondern durchschnittlich sogar bis auf 80 mm Hg herabsetzen. Und das, glaube ich, gibt schon zu denken! — Die Schlußfolgerung, die die amerikanischen Kollegen damals aus ihren Untersuchungsergebnissen gezogen haben, war deshalb, daß man bei der Äthertropfnarkose, je nach Größe des Individuums, 500—1500 ccm Sauerstoff pro Minute unter die Maske zuführen soll.

Ich habe Ihnen ein Diapositiv mitgebracht, welches Ihnen eine Aufstellung des „Pro" und „Contra" von Luft und Sauerstoff gibt.

Tabelle 2

Pro und Contra von Luft und Sauerstoff als Vehikel für Inhalationsnarkotika

Luft		Sauerstoff
billig		keine Hypoxiegefahr
überall vorhanden	P	auch mit schwachen Narkosegasen kombinierbar
geringere Explosionsgefahr	R	gute Beatmungsmöglichkeit
	O	erhöhte Sicherheit für den Risikopatienten
		größere Resistenz gegen Herzstillstand
Hypoxiegefahr	C	kostspieliger
Beatmung schwierig	O	Apparatur erforderlich
nur mit starkem Narkosemittel	N	höhere Explosionsgefahr
kombinierbar	T	Atelektasen
	R	
	A	

Ich kann mich weder dafür entschließen, nur den Sauerstoff als Vehikel zu empfehlen, noch — und das vielleicht noch viel weniger — Luft als das alleinige Vehikel. Ich glaube, wir müssen eine vermittelnde Stellung einnehmen, und das dürfte wohl das Vernünftigste sein.

Also Luft ist billig und überall vorhanden. Sie beugt der Entwicklung von Atelektasen vor. Diese Frage möchte ich kurz streifen.

Wenn wir Luft atmen, dann atmen wir einen hohen Anteil von Stickstoff mit ein. Wenn in den Lungenläppchen Stickstoff vorhanden ist und ein Lungenläppchen verstopft wird, dann hält sich dieser Stickstoff etwa 16 Stunden in dem Läppchen. Ist dagegen reiner Sauerstoff in der Lunge, dann wird dieser Sauerstoff hinter einer Obturation innerhalb von 15 Minuten vom Blut absorbiert, und es resultiert eine Atelektase in dem betreffenden Abschnitt. Insofern ist also die reine O_2-Atmung gegenüber der Luft im Nachteil. Das spricht also *für* einen Luftanteil im Inhalationsgemisch.

Wenn wir nicht Luft, sondern ein Sauerstoff-Stickoxydulgemisch atmen, dann ist die Situation leider nicht viel besser als beim reinen Sauerstoff. Stickoxydul wird nämlich nach etwa 25—35 Minuten aus den Lungenläppchen resorbiert. D. h. also, für die klinische Praxis empfiehlt es sich, wenn man mit einem sauerstoffreichen, stickoxydulhaltigen Narkosegemisch gearbeitet hat, am Ende der Operation für eine gute Ventilation des Patienten zu sorgen, damit Luft in die Alveolen hineinkommt. Nun glücklicherweise, das haben Untersuchungen bei Adriani in New Orleans in den USA ergeben, geht dieser Austausch in den Alveolen sehr rasch vor sich: Wenn wir einem Patienten die Sauerstoffmaske dicht aufsetzen und mit reinem O_2 einen Gaszustrom in Höhe des vorher bestimmten Atemminutenvolumens unterhalten unter Benutzung eines Ausatemventils ohne Rückatmung, dann ist die stickstoffhaltige Luft innerhalb von 2—3 Minuten aus dem Alveolarraum ausgewaschen, und der Patient hat praktisch nur noch O_2 in seinen Alveolen. Das bißchen Stickstoff, das im Blut und in den Körperhöhlen noch vorhanden ist, macht nur sehr wenig aus. Denn wenn wir, nachdem die Auswaschung der Lunge abgeschlossen ist, das System dicht, also zu einem geschlossenen System machen und nur noch den Basis-Sauerstoff zuführen, wird in der nächsten halben Stunde nicht mehr als etwa 0,5 bis 0,6 Liter Stickstoff aus dem Körper in das System abgegeben. Das ist ja für Narkosezwecke zu vernachlässigen.

Verständlicherweise geht dieser Austausch auch in der anderen Richtung sehr schnell. So dauert es ebenfalls nur ca. 3 Minuten, bis ein gut ventilierter Patient nach reiner O_2-Atmung wieder sein normales Alveolargemisch, das die entsprechende Konzentration von Stickstoff enthält, wiedererlangt hat.

Ein weiterer Punkt auf der Pro-Seite von Luft ist die geringe Explosionsgefahr. Darauf ist noch gar nicht hingewiesen worden. Allerdings spielt dies auch keine allzu große Rolle. Man kann nur sagen, daß dort, wo Sauerstoff in hoher Konzentration vorhanden ist, mit allen explosionsgefährlichen Anästheticis die Gefahr einer Explosion etwas höher ist. Dagegen können wir z. B. mit einem vorher durch Äthertropfnarkose ins Toleranzstadium gebrachten Patienten ohne weiteres in einen Röntgenraum hineingehen. Das bißchen Äther, das der Patient aus seiner Atemluft an die Umgebung abgibt, bedeutet dann keine Explosionsgefahr mehr.

Gegen Luft (Tab. 2, links unten) spricht die Hypoxie. Darüber wurde bereits gesprochen. Eine Beatmung ist natürlich bei der offenen Tropfnarkose unmöglich, und eine Beatmung mit Luft mit einem der üblichen Narkosegeräte ist auch zumindest schwierig, wenn man keine komprimierte Luft statt eines Sauerstoffzylinders an dem Apparat hat. Aber selbstverständlich müßte man in der Tabelle noch hinzuschreiben, daß Beatmung mit Luft bei einigen Apparaten ohne weiteres möglich ist, wie etwa dem Oxford-Vaporizer und seinen Abarten.

Die rechte Seite oben zeigt, daß man Sauerstoff auch mit schwachen Narkoseagentien kombinieren kann. Besonders für die geburtshilfliche Narkose ist sehr zu warnen vor jenen Geräten, die allein Luft und Lachgas in Kombination abgeben. Denn, um eine Lachgasanalgesie zu erhalten, muß man den Patienten ungefähr 45% N_2O zuführen. Dadurch verdünnt man den Luftsauerstoff praktisch zur Hälfte, also auf etwa 10%. Die erhöhte Sicherheit für den Risikopatienten hat Herr Hügin schon erwähnt.

Gegen den Sauerstoff als Vehikel spricht nur, daß er teuerer ist als Luft und daß wir Apparate notwendig haben. Die höhere Explosionsgefahr bei O_2-Anwendung ergibt sich von selbst. Sie wurde bereits besprochen, ebenso die Atelektasenbildung.

O. JÜNGLING:

Ich möchte auf Grund eigener Beobachtungen zu dem Thema ‚Luft oder Sauerstoff als Vehikel' einiges hinzufügen.

In einem Krankenhaus in Berlin mache ich grundsätzlich seit über einem Jahr ausschließlich Narkosen im halboffenen System und mit Luft, die mit wenig Sauerstoff, z. B. mit $1\frac{1}{2}$ bis 2 l/min, angereichert ist. Ich tue das aus der einfachen Überlegung heraus, daß das Physiologische für den Menschen wohl die Luftatmung ist und nicht die reine O_2-Atmung. Denn sonst würden wir wahrscheinlich reinen Sauerstoff von der Natur zum Atmen bekommen haben. Ich kann sagen, daß ich in diesem Krankenhaus bisher in dem einen Jahr keinerlei Lungenkomplikationen und keinerlei zentrale Störungen gesehen habe. Auf Grund dieser Erfahrungen möchte ich zu einer Narkose mit hochprozentigem Sauerstoff und zum geschlossenen System nicht mehr zurückkehren. Die Narkosen werden dort, mit einem von mir selbst gebauten Apparat durchgeführt, der ein manuelles Beatmen im halboffenen System ermöglicht.

O. JUST:

Ich gebe Herrn JÜNGLING durchaus zu, das Luft das Physiologischste für den Menschen ist. Aber ich muß sagen, mit einer Einschränkung natürlich, nämlich unter physiologischen Bedingungen! Wenn Sie eine Narkose und zusätzlich noch eine Operation durchführen, dann können wir nicht mehr von physiologischen Bedingungen reden. Ich glaube, daß selbst auch Berliner Luft dann keine Ausnahme macht.

Ich habe von Herrn HÜGIN gehört, daß wir sehr *viele Indikationen* haben, bei denen wir den *Sauerstoffanteil* im eingeatmeten Gasgemisch *erhöhen müssen* und daß wir bei bestimmten Indikationen auch Luft geben dürfen. Ich habe aber nur von *einer* Indikation gehört, bei der wir *keinen* Sauerstoff geben sollen. Ich möchte daher sagen: narkotisieren wir doch so weiter wie bisher und nehmen diese eine Indikation heraus, dann liegen wir durchaus richtig.

R. FREY:

Ich weiß nicht, ob klar genug herausgekommen ist, daß nicht nur die Luft, sondern auch das *Lachgas* als Vehikel, beispielsweise für die Äthernarkose, doch eine recht große Bedeutung und eine ganze Reihe von Vorteilen besitzt, die auch die Luft-Äthernarkose aufweist. Zum Beispiel kann man die Ätherkonzentration im Gemisch etwas niedriger halten, wie die Untersuchungen von FAULCONER an der Mayo-Klinik gezeigt haben. Vor allen Dingen kann man aber gegen Ende dieser Narkose den Äther ganz abschalten und dann noch relativ lange die Narkose mit Lachgas allein unterhalten, so daß die Patienten relativ rascher wach sind als am Ende der reinen Ätheranästhesie.

A.-H. FRUCHT:

Bezüglich der Hypoxiegefahr bei Lachgas möchte ich auf einen methodischen Fehler hinweisen, der sich leicht einschleicht: Bei der Berechnung der Zusammensetzung von Gasgemischen geht man von trockener Luft aus. Der Einatmungsluft wird aber im Atmungstrakt Wasserdampf zugesetzt, dessen Druck allein von der Temperatur abhängt und unabhängig vom Gesamtdruck ist. Wenn letzterer niedrig ist, beipielsweise beim Transport von Kranken im Flugzeug, kann das großen Einfluß haben. In 5500 m Höhe ist der relative Anteil des Wasserdampfdruckes am Gesamtdruck verdoppelt und die Zahl der Gasmoleküle in der Raumeinheit halb so groß wie in Meereshöhe. *Unter Normalbedingungen ist der Wasserdampf-*

druck dann bedeutungsvoll, wenn der O_2-Gehalt, berechnet auf trockene Luft, bereits an der unteren Grenze des zulässigen Bereiches liegt.

O. MAYRHOFER:

Dazu möchte ich kurz noch ergänzen, daß mir in Denver (Colorado), welches 1600 m über dem Meerespiegel liegt, die dortigen Anästhesisten gesagt haben, sie trauten sich gar nicht, eine offene Äthertropfnarkose durchzuführen. Denn erstens verdampft der Äther in der großen Höhe viel rascher, man bekommt also viel schneller eine höhere Konzentration, und zweitens ist der O_2-Anteil in der Luft sowieso schon reduziert.

Unsere ganze Diskussion gilt daher nur für annähernd Meereshöhe, für, wie Herr JUST gesagt hat, annähernd physiologische Bedingungen.

W. HÜGIN:

Ich möchte Herrn BARTH zustimmen und teile seine Ansicht, wonach man bei blutreichen Operationen durch Sauerstoffzusatz das Risiko senkt. Man soll in dieser Situation eine möglichst hohe Sauerstoffkonzentration anwenden, damit der im Plasma physikalisch gelöste Sauerstoff ins Gewicht fällt.

Die Senkung des O_2-Partialdruckes bei der Luftäthernarkose ist bestimmt nicht immer harmlos. Die Gefahren scheinen jedoch nicht besonders groß.

Lachgas kommt als Vehikel der Narkose selbstverständlich in Frage und hat gewisse Vorteile. Das Erwachen aus der Äthernarkose erfolgt jedoch schnell, wenn niemals hohe Ätherkonzentrationen verwendet worden sind. Gerade mit dem Oxford-Vaporizer und dem neuen, verbesserten EMO-Vaporizer können wir mit 2—3% Ätherdampf und einer dauernden, leichten Lähmung der Muskulatur durch Suxamethonium als Dauertropfinfusion eine sehr oberflächliche Narkose geben, so daß der Patient 10—15 Minuten nach Absetzen des Äthers zu Bewußtsein kommt, auch wenn die Operation 1—2 Stunden dauerte. Es gibt aber Kontraindikationen gegen Sauerstoffzusatz. Dazu sei eine Arbeit von MÜLLY zitiert. Mehrere Patienten haben nach der Operation das Bewußtsein nicht wieder erlangt, obwohl ihre Haut während der ganzen Operation ein rosiges Aussehen hatte. Diese Komplikation beruht auf längerdauernder, ungenügender Ventilation, die u. a. deshalb nicht erkannt worden ist, weil der Patient viel Sauerstoff erhielt. Ich habe deshalb auch präzisiert, daß der angehende Anästhesist, der mit Relaxantien zu arbeiten beginnt, den Zustand des Patienten bei Luftatmung besser beurteilen kann, weil dann die fehlende Zyanose Garantie für genügende Atmung ist.

Es ist als Vorteil der Luftäthernarkose bezeichnet worden, daß kein CO_2-Absorber nötig ist. Ferner wurde gesagt, es seien die großen Lachgas-Sauerstoff-Narkosegeräte dermaßen verbreitet, daß stellenweise keine Möglichkeit besteht, mit einfachem Gerät zu arbeiten.

Diese Bemerkungen zeigen, wie bedauerlich es ist, daß nach dem 2. Weltkrieg überall diese großen, komplizierten Apparate eingeführt worden sind, noch bevor die nötigen theoretischen Unterlagen geschaffen waren. Es spricht geradezu für die profunde Verkennung dessen, was bei der Narkose wichtig ist. *Wichtig ist nicht das Handwerkliche, sondern das Wissen.* Das mögen Sie an folgendem Beispiel ersehen: Unlängst mußte ich an einem Spital, wo ich noch nie arbeitete, Narkose geben und fand dort ein neues, teures modernes Narkosegerät. Ich fragte die Schwester, welche damit arbeitet: „Haben Sie auch einen neuen Absorber aufgesetzt?" Sie antwortete: „Aber Herr Doktor, wir haben den Apparat erst vor 4 Monaten neu gekauft."

Thema IV

ZIRKULATIONSUNTERBRECHUNG FÜR OPERATIVE EINGRIFFE AM OFFENEN HERZEN

Vorsitz: R. FREY (Heidelberg)

R. FREY:

Meine Damen und Herren!

Als vor 10 Jahren operative Eingriffe im Thoraxinnern zu risikoarmen Routinemaßnahmen wurden — nicht zuletzt dank der Einführung des Facharztes für Anästhesie —, da glaubten wir alle, daß mit der Zugänglichmachung der Lunge und Speiseröhre die operative Chirurgie an einer Grenze angelangt sei, die nicht mehr erweitert werden könnte.

Heute liegt schon wieder Neuland vor uns; der letzte „weiße Fleck" auf der Karte der operativ zugänglichen Organe scheint in den nächsten Jahren ausfüllbar zu werden: das *Herz*. Und die Krankheiten des Herzens scheinen immer mehr nicht nur internistische, sondern auch chirurgische Leiden zu werden.

Ist es schon, wie wir gestern gehört haben, schwierig, an den dauernd den Gasaustausch unterhaltenden Lungen zu operieren, so ist es noch schwieriger, an dem ununterbrochen Blut pumpenden Herzen einzugreifen. So gut wir es in den letzen Jahren gelernt haben, den Kreislauf für einige Sekunden zu unterbrechen, z. B. bei der Operation einer Mitralstenose, so schwere Probleme wirft die Außerfunktionssetzung für viele Minuten, ja sogar für eine ganze Stunde auf.

Ich freue mich, daß wir heute zum ersten Mal in Deutschland auf einer Tagung von Fachleuten die ‚Zirkulationsunterbrechung für operative Eingriffe am offenen Herzen' diskutieren können. Und ich begrüße es besonders, daß wir gleich eine ganze Reihe von ersten Fachleuten mit erheblicher persönlicher Erfahrung auf diesem Gebiet unter uns haben.

Zwei Methoden streiten heute um die Führung unter den Maßnahmen, die eine längere Außerfunktionssetzung des Herzens ermöglichen sollen:

1. Die künstliche Herabsetzung der Körpertemperatur und damit des O_2-Verbrauchs, und
2. Der Ersatz des Herzens durch ein künstliches Herz mit einer künstlichen Lunge.

Ich schlage deshalb vor, daß wir das Thema unterteilen und zunächst nur die Hypothermie behandeln und erst im zweiten Teil auf die Herzlungenmaschine eingehen. Wir freuen uns, daß wir in den Herren ZINDLER und JUST diejenigen deutschen Anästhesisten unter uns haben, die bei weitem die meisten Hypothermien ausgeführt haben.

Hypothermie

M. ZINDLER:

Das Ziel, unter Sicht Operationen im blutleeren Herzinneren auszuführen, kann durch zwei Methoden erreicht werden:

Einmal können Herz und Lunge ausgeschaltet werden und ihre Funktion durch eine Herz-Lungenmaschine übernommen werden.

Die andere Möglichkeit ist, den Sauerstoffbedarf der Gewebe durch eine Senkung der Körpertemperatur so weit zu vermindern, daß die Blutversorgung von Herz und Gehirn für eine genügend lange Zeit unterbrochen werden darf, um Operationen am blutleeren eröffneten Herzen auszuführen. Dieses Referat soll die Diskussion über diese Methode einleiten.

Senkung des Sauerstoffverbrauches.

Das Ausmaß der Senkung des Sauerstoffverbrauches bei der künstlichen Hypothermie zeigt die schematische Darstellung in Abb. 52. Aus der Mittelwertskurve von 30 Patienten ist ersichtlich, daß während der Unterkühlung in tiefer Äthernarkose bei 30° C der Sauerstoffverbrauch unter 50% des Ausgangswertes nach Praemedikation gesenkt wird.

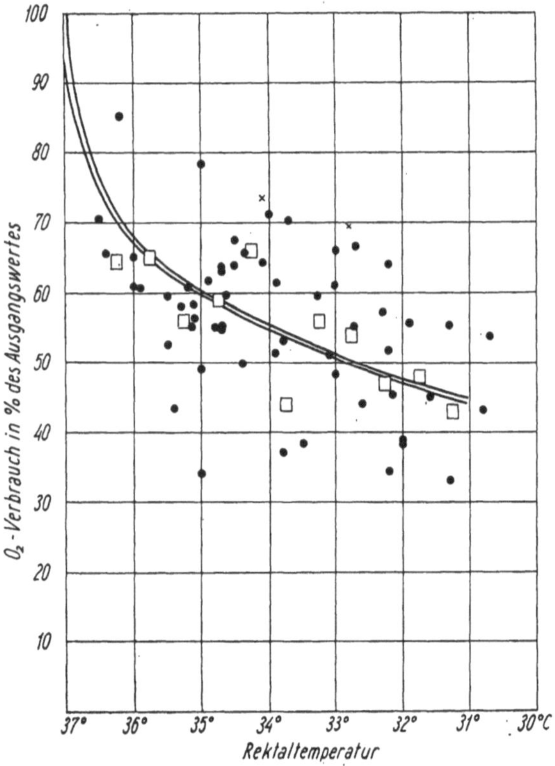

Abb. 52. Verminderung des Sauerstoffverbrauches in Prozent des Ausgangswertes bei künstlicher Unterkühlung (30 Patienten)

Wenn man davon ausgeht, daß bei normaler Körpertemperatur der Kreislauf maximal für 3—4 min unterbrochen werden darf, ohne daß bleibende Schäden des Gehirnes auftreten, so kann man theoretisch annehmen, daß bei einer Reduktion des Sauerstoffverbrauches um 50% diese Zeit auf das Doppelte, also 6—8 min, verlängert werden darf. Daß dies nicht nur im Tierexperiment der Fall ist, kann nach den Erfahrungen bei einer großen Zahl von Operationen als gesichert gelten.

Bisher wurde über folgende Herzoperationen mit Kreislaufunterbrechung berichtet:

Swan 111 Herzoperationen (davon 58 Vorhofseptum-Defekte),
Lewis 30 Vorhofseptum-Defekte,
Brock 24 Herzoperationen (davon 16 Vorhofseptum-Defekte),
Ehrenhaft 24 Vorhofseptum-Defekte,
Ciocatto 15 Vorhofseptum-Defekte,
Just 5 Vorhofseptum-Defekte.

An der Chirurgischen Klinik Leipzig wurden 8 Vorhofseptum-Defekte, 9 Pulmonalstenosen und 4 Trilogien in Unterkühlungsanästhesie operiert (Kerrinnes).

Diese neue Methode setzt sich immer mehr durch und die Zahl der Operationen steigt schnell an. An der Düsseldorfer Klinik wurden von Prof. Derra und seinen Mitarbeitern (1955, 1956, 1957) bisher 84 Vorhofseptum-Defekte (einschließlich 6 Trilogien) und 12 Pulmonalstenosen operiert. Diese Zahlen haben sich inzwischen erhöht auf: 107 Vorhofseptum-Defekte, 22 Pulmonalstenosen und 12 Trilogien.

Grad der Abkühlung.

Die wichtigste Entwicklung der letzten Zeit ist, daß die Senkung der Körpertemperatur bis etwa 29° C begrenzt wird. Für die Operation eines Vorhofseptum-Defektes kühlen wir den Patienten bis zu einer Rektaltemperatur von 30° C ab, für die Valvuloplastik einer Pulmonalstenose bis 32° C. Durch diese Beschränkung der Hypothermie kann ihre Hauptkomplikation, die erhöhte Neigung zu Kammerflimmern, vermieden werden. Der Blutdruck ist meistens nur wenig abgefallen und kann noch nach Riva-Rocci gemessen werden (Abb. 53). Vorhofflimmern haben wir bei etwa 70% unserer Patienten beobachtet. Bei der Wiedererwärmung kommt im allgemeinen ein normaler Sinusrhythmus wieder.

Methoden der Abkühlung und Wiedererwärmung.

a) Eiswasserbad.

Zur Abkühlung benutzen wir nur anfangs ein Eiswasserbad. Nachteilig ist die Umlagerung auf den Operationstisch. Bei dieser Lageänderung sinkt der Blutdruck häufig so ab, daß er nach RIVA-ROCCI nicht mehr meßbar ist. Mögliche Ursachen dafür sind die Lageänderung bei dem durch Narkose und Abkühlung vermindert reaktionsfähigen Kreislauf und wahrscheinlich auch das plötzliche Aufhören des hydrostatischen Druckes im Wasserbad, der vorher die Aufrechterhaltung des peripheren Gefäßtonus unterstützt hat.

b) Eispackung.

Um diese Nachteile zu vermeiden, verwenden wir jetzt routinemäßig eine Eispackung (Abb. 54), mit der eine Abkühlung wesentlich einfacher zu erreichen ist. Der Patient wird

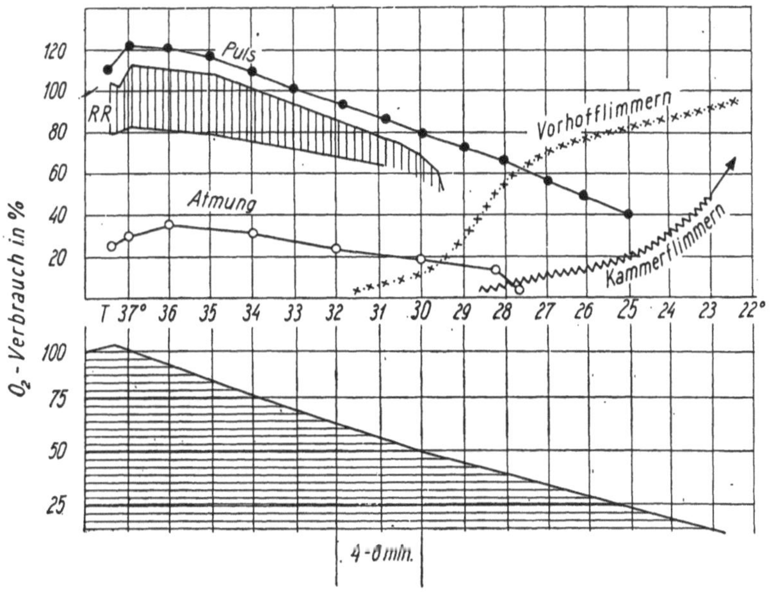

Abb. 53. Reduktion des O_2-Verbrauchs bei künstlicher Hypothermie und Verhalten von Atmung, Puls und Blutdruck. Unterhalb von 29° nimmt die Häufigkeit des Vorhofflimmerns zu, und es kommt zu Kammerflimmern

nach Vertiefung einer Äther- oder Zyklopropan-Äther-Narkose bis zum unteren Stadium III_2 auf den Operationstisch gelegt, der mit einem nassen Frotteetuch bedeckt ist, das Eisstückchen enthält. Mit Ausnahme von Kopf und Armen wird nun der Patient in ein zweites, großes, nasses Frotteetuch eingehüllt, in das gleichfalls Eisstückchen eingewickelt wurden. Das Schmelzwasser rinnt an der Körperoberfläche herab und die Körpertemperatur fällt etwa gleich schnell wie im Eiswasserbad ab. Bei einer Rektaltemperatur von 34,5°—33,5° C wird die Eispackung entfernt. Der Patient wird dann abgetrocknet und in einen Gummianzug eingehüllt. Dieser wird zur Steuerung des weiteren spontanen Temperaturabfalles bis zu dem für die Operation erforderlichen Grad mit Wasser von genau regulierbarer Temperatur durchströmt. Nach der Kreislaufunterbrechung wird durch diesen Gummianzug warmes Wasser von 40° C hindurchgepumpt. Diese Wiedererwärmung während der Operation wird durch Kurzwellen mit Hilfe von Spezialelektroden, die unter dem Rumpf und auf dem Bauch des

Patienten liegen, unterstützt. Vor- und Nachteile anderer Abkühlungsmethoden wurden an anderer Stelle diskutiert (ZINDLER 1957).

Aus der schematischen Darstellung einer Hypothermie für die Operation einer valvulären Pulmonalstenose (Abb. 55) sind der Verlauf, die Narkose und die Maßnahmen für Abkühlung und Wiedererwärmung zu ersehen. Dieses Protokoll ist noch aus der Anfangszeit, als wir noch eine tiefere Temperatursenkung für notwendig hielten. Bei der Wiedererwärmung nach der Kreislaufunterbrechung steigt die Rektaltemperatur nach einer Latenzzeit von $^1/_4$ Std. etwa mit derselben Geschwindigkeit an, wie sie abfiel. Bei einer Rektaltemperatur von 34° C wurde der Patient in das Bett umgelagert und extubiert.

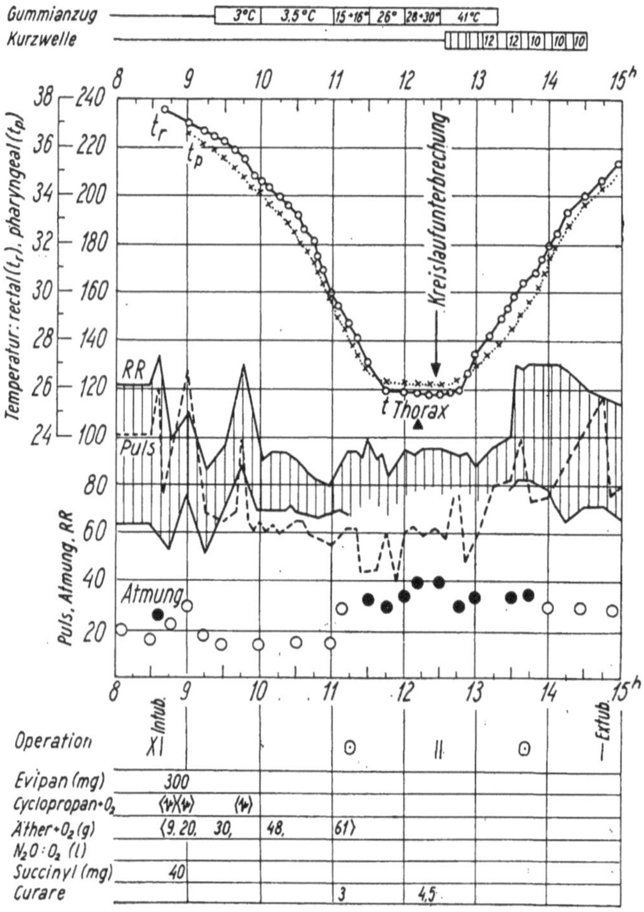

Abb. 55. Narkoseprotokoll einer künstlichen Kreislaufunterbrechung in Hypothermie

Indikationen der künstlichen Hypothermie.

Vorhofseptum-Defekte, valvuläre Pulmonalstenosen und ihr gleichzeitiges Auftreten sind die Hauptanwendungsgebiete der künstlichen Hypothermie. Für andere Operationen wird sie seltener angewendet. Bei aorto-pulmonalen Fisteln ist es möglich, die Pulmonalis zu eröffnen und die Fistelverbindung von der Pulmonalis aus zu vernähen (VAYSSE et ass. 19). Auch wenn bei höherem Sitz die Verbindung zwischen Aorta und Pulmonalis von außen versorgt werden kann, gibt die Unterkühlung bei eventuellen Blutungen eine größere Sicherheit.

Bei großen Tumoren und Kugelthromben der Vorhöfe (BIGELOW 1955, BROCK 1956, SCANNELL 1956) erleichtert die Operation unter Sicht nach Eröffnung des Herzens das chirurgische Vorgehen und verhindert mit großer Sicherheit die oft erhebliche Gefahr einer embolischen Verschleppung von Tumorteilen. Die Operation einer Tricuspidalstenose (BROCK 1956) oder -insuffizienz hat unter direkter Sicht bessere Ergebnisse.

Schlußfolgerungen.

Durch die künstliche Hypothermie ist das langerstrebte Ziel, nach Eröffnung des Herzens im blutleeren Herzinnern unter Sicht Operationen auszuführen für eine Reihe von Eingriffen, die eine ununterbrochene Kreislaufunterbrechung für etwa 6 bis maximal 8 min erfordern, mit einfachen Mitteln erreicht worden.

Bei sachgemäßer Durchführung der Unterkühlungsanästhesie besteht dabei kein wesentlich größeres Risiko als bei vergleichbaren Herzoperationen in normaler Körpertemperatur ohne Kreislaufunterbrechung, vorausgesetzt, daß bei Erwachsenen eine Rektaltemperatur von 30—29° C nicht unterschritten und eine Luftembolie sicher vermieden wird. Für Operationen, die eine längere Eröffnung des Herzens erfordern, muß die Hypothermie zurücktreten gegenüber der Herz-Lungenmaschine, über deren Möglichkeiten und Probleme Herr BÜCHERL im nächsten Einführungsreferat vortragen wird.

LITERATURVERZEICHNIS

BIGELOW, W. G., F. C. DOLAN and F. W. CAMPBELL: The effect of hypothermia upon the risk of surgery. Vortr. XVI. Congr. Soc. Internat. de Chirurgie, Kopenhagen Juli 1955.

BROCK, R.: Hypothermia and open cardiotomy. Proc. Roy. Soc. Med. 49, 347 (1956).

CIOCATTO, E.: Diskussion zur Anästhesie in der Herzchirurgie. Anästhesist 6, 87 (1957).

DERRA, E., O. BAYER u. F. GROSSE-BROCKHOFF: Der Vorhofseptumdefekt und sein operativer Verschluß unter Sicht des Auges in Unterkühlungsanästhesie. Dtsch. med. Wschr., 1955. 1277.

DERRA, E.: Expériences sur le traitement de la communication interauriculaire à coeur ouvert sous hypothermie. Poumon et Coeur 12, 2 (1956).

DERRA, E., u. F. LOOGEN: Die operative Behandlung der kongenitalen valvulären Pulmonalstenose unter Sicht des Auges mittels Hypothermie. Dtsch. med. Wschr. 1957. 537.

EHRENHAFT, J. L., and J. MOYERS: Hypothermia in the repair of interatrial septal defects at the State University Iowa. J. Iowa Med. Soc. 46, 456 (1956).

JUST, O.: Klinische Erfahrungen mit der extremen kontrollierten Hypothermie. Chirurg. 26, 169 (1955).

KERINNES, C.: persönliche Mitteilung.

LEWIS, F. J., M. TAUFIC, R. L. VARCO and S. A. NIAZI: The surgical anatomy of atrial septal defects: experiences with repair under direct vision. Ann. Surg. 142, 401, (1955).

SCANELL, J. G., W. R. BREWSTER jr., E. F. BLAND: Successful removal of a myxoma from the left atrium. New England J. Med. 254, 601 (1956).

SWAN, H., and S. G. BLOUNT: Visual intracardiac surgery in a series of one hundred eleven patients. J. Amer. Med. Assoc. 162, 941 (1956).

VAYSSE, J., C. D'ALLAINES, C. PERRIN, A. PEBRIER et C. RIOCORDEAU: Fermeture sous réfrigération d'une communication aorto-pulmonaire congénitale. Arch. Mal. Coeur 49, 42 (1956).

ZINDLER, M.: Die künstliche Hypothermie in der praktischen Chirurgie. Langenbecks Arch. u. Dtsch. Z. Chir. (Kongr. Ber.) 284, 212 (1956).

ZINDLER, M.: Die Unterkühlungsanästhesie. Handbuch für Thoraxchirurgie, Herausgeber E. DERRA, S. 666—694, Heidelberg, Springer 1957 (dort 269 Literaturreferenzen).

DISKUSSION

O. JUST:

Gestatten Sie mir noch eine Bemerkung zum Sauerstoffverbrauch. Die Messungen, die Herr ZINDLER soeben kurz gestreift hat, führen wir seit einem Jahr mit Unterstützung der Deutschen Forschungsgemeinschaft in unserer Klinik durch. Ich möchte sagen, daß die Streuung, wie sie auch aus dem Diagramm ersichtlich war, wohl darauf zurückzuführen ist, daß jeder Patient verschieden reagiert und daß es mitunter Schwierigkeiten bereiten kann, die Gegenregulation bei der Hypothermie gänzlich auszuschalten. Deshalb wird ja auch eine ganze Fülle von Pharmaka empfohlen, um diese Gegenregulation auszuschalten. Es sind inzwischen 8—10 verschiedene Medikamente, welche dem Patienten vorher verabreicht werden. Durch exakte Sauerstoffmessungen können wir hier unser Medikamentengemisch erheblich reduzieren. Vielleicht ermitteln wir in einiger Zeit einige wenige Stoffe, die uns eine zuverlässige Ausschaltung dieser Gegenregulation garantieren.

Zur technischen Ausführung der Hypothermie möchte ich sagen, daß es mich persönlich natürlich freut, daß man nun allerorts, auch an der Düsseldorfer Klinik, die Unterkühlung im Eiswasserbad verlassen hat und zur Mattenkühlung übergegangen ist, eine Technik, die ich immer angewandt und bereits 1954 publiziert habe. Die Unterkühlung im Eiswasserbad habe ich deswegen nicht angewandt, weil sie ein sehr umständliches Verfahren ist vor allem dann, wenn wir die Hypothermie auch prophylaktisch anwenden, d. h. auch wenn nicht beabsichtigt ist, die Zirkulation zu unterbrechen. Der Patient in Hypothermie befindet sich bei irgendwelchen Komplikationen in einer viel günstigeren Ausgangslage, als das bei normaler Temperatur der Fall zu sein pflegt.

C. KERRINNES:

Aufbauend auf die Erfahrungen, die wir nach einem Besuch der Düsseldorfer Klinik gewinnen konnten, führen wir seit einiger Zeit auch die Hypothermie bei Eingriffen im Herzen bei zeitweise stillgelegtem Kreislauf durch. Bei insgesamt 214 cardiovasculären Operationen haben wir dieses Verfahren 25 mal angewandt. Wenn auch heute schon vieles über Stoffwechselveränderungen und organische Schädigungen bei zu tiefer Abkühlung des Organismus bekannt ist, so sind doch noch viele Fragen ungeklärt. Vegetativ dämpfende Medikamente und Narkotika können z. B. in tiefer Unterkühlung toxisch wirken. In der Wiedererwärmungsphase ist mit einer zusätzlichen Belastung des durch die Operation bereits sehr beanspruchten Kreislaufs zu rechnen. Wir haben daher die tiefe Hypothermie auf die Operationen beschränkt, die auf eine andere Art nur mit großer Gefährdung oder gar nicht durchführbar wären. Auf Grund der bisher geringen Mortalität bei den übrigen herzchirurgischen Eingriffen sahen wir uns auch nicht gezwungen, die Indikation zur Unterkühlung zu erweitern.

Unsere Technik weicht nicht wesentlich von den von Herrn ZINDLER dargelegten Methoden ab.

In der Hypothermie ist es heute möglich, in derselben Operationsphase mehrere Fehler zu beseitigen. Dieses ist u. a. der Fall bei der Fallotschen Trilogie, bei der zuerst eine Valvuloplastik der stenotischen Pulmonalklappe, dann nach kurzer Erholung nach Freigabe der Zirkulation nach erneuter Unterbrechung auch der Vorhofseptumdefekt vernäht werden kann. Die tiefe Hypothermie zwischen 28 und 30° C bietet auch einen Schutz gegen hypoxämische Schäden, wenn Komplikationen während des Eingriffes am Herzen auftreten. Hierzu ein Beispiel (Abb. 56):

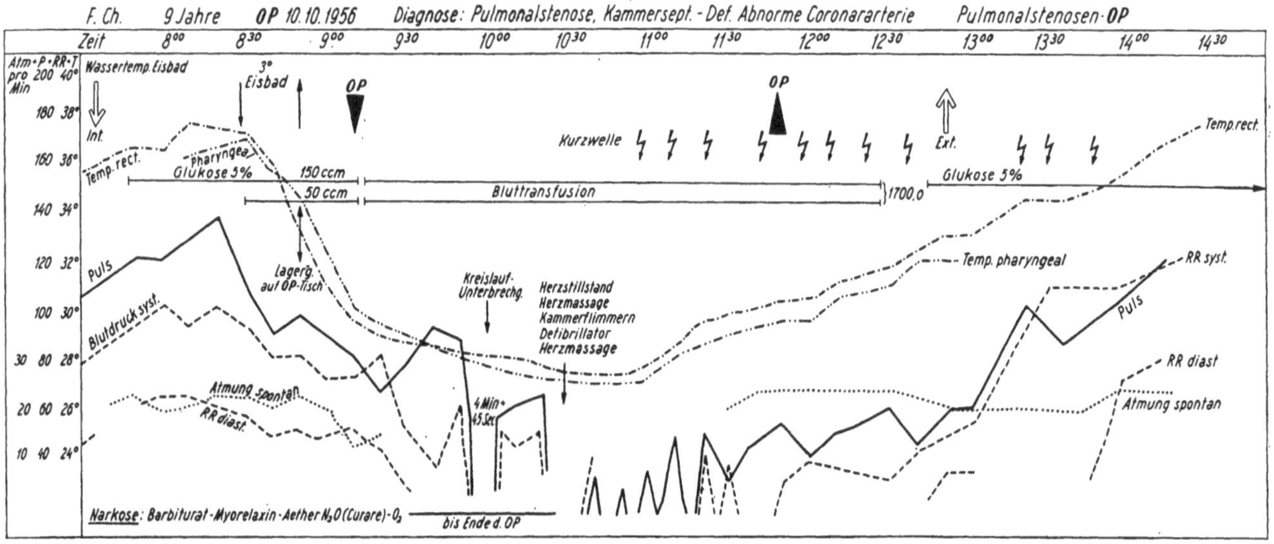

Abb. 56. Künstliche Kreislaufunterbrechung in Hypothermie. Eine zweite, unbeabsichtigte Zirkulationsunterbrechung trat nach vorübergehender Abklemmung einer abnormen Coronararterie auf

Nach einer in tiefer Hypothermie durchgeführten Kreislaufunterbrechung von 4 Min. 45 Sek. zur Valvuloplastik bei Pulmonalstenose wird ein atypisches Gefäß, das zunächst als abnorm gelagerter Ductus Botalli angesehen wurde, probeweise abgeklemmt. Kurz darauf trat Herzstillstand, nach Abnahme der Klemme Kammerflimmern auf. Es handelte sich um eine abnorme Coronararterie. Nach 45 Min. dauernden Bemühungen wie Herzmassage und mehrfache Defibrillation trat langsam eine Erholung des Herzmuskels ein. Ein hypoxämischer Schaden konnte vermieden werden. Der postoperative Verlauf war störungsfrei.

Nach längerer Kreislaufunterbrechung können Schädigungen auftreten, die gerne als Sauerstoffmangelerscheinungen des Hirnes und Herzmuskels angesehen werden, aber auch als Versagen der Kreislaufperipherie gewertet werden können. Bei unseren Untersuchungen, die mit Fachkollegen der Universitäts-Augenklinik durchgeführt wurden, gingen wir davon aus, daß die Beobachtung des Augenhintergrundes einen gewissen Anhalt für den Grad der Hirndurchblutung geben kann. Wir sahen, daß *während der Kreislaufunterbrechung* eine *Stauung der Augenhintergrundgefäße* auftrat, die reversibel war, sofern die Kreislaufunterbrechung bei Hypothermie zwischen 28 und 30 °C nicht länger als 5—8 Min. dauerte. Werden *Oedeme* des Augenhintergrundes beobachtet, so ist dieses als *Warnzeichen* anzusehen, den Kreislauf so schnell als möglich wieder freizugeben. Ein näheres Eingehen auf diese Frage muß späteren Ausführungen vorbehalten werden.

Zur Vermeidung von ventilationsbedingten Schädigungen haben wir uns die Frage gestellt, ob es zweckmäßig ist, eine manuelle Druck- oder auch Wechseldruckbeatmung mit dem Beatmungsbalg durchzuführen oder die Patienten mit dem Engström-Respirator zu beatmen und so eine volumengesteuerte Beatmung maschinell aufrechtzuerhalten. Unserer Meinung nach wird eine manuelle Beatmung, die sich besser den Operationsbelangen anpassen kann, für diese doch relativ zeitlich begrenzten Operationen günstiger sein. Bei p_H-Messungen während der Unterkühlung sahen wir zwar, daß nach der Beatmung mit dem Engström-Respirator eine geringere Azidose auftrat. Dieses kann aber, wie Arbeiten aus dem Heidelberger Kreis zeigen, eine gewisse Maskierung der Azidose durch Hyperventilation bedeuten. Es gibt hier noch sehr viele Probleme, die noch einer Klärung bedürfen. Es wäre zweckmäßig, wenn in der Diskussion gerade zu diesen Fragen der Beatmung Stellung genommen werden könnte.

O. Mayrhofer:

Zu der Frage, wie man bei der Unterkühlung beatmen soll, automatisch-kontrolliert oder manuell mit dem Atembalg, möchte ich bemerken, daß wir bei unseren Unterkühlungsnarkosen beides getan haben, Wechseldruckbeatmung mit dem Drägerschen Pulmomaten und Wechseldruckbeatmung mit dem Drägerschen Atembalg. Unsere p_H-Messungen, die wir während der Operation laufend durchgeführt haben, haben eigentlich gezeigt, daß die Handbeatmung der automatischen Beatmung überlegen zu sein scheint. Dabei muß man allerdings berücksichtigen, daß die p_H-Messung allein natürlich nicht aufschlußreich genug ist. Wir haben in einigen wenigen Fällen auch die Alkalireserve untersucht. Doch davon kann ich noch keine Rückschlüsse auf die Wirksamkeit der Beatmungsmethoden ziehen.

Ich glaube, daß die Alkalireserve-Bestimmung wesentlicher als die p_H-Messung ist. Vielleicht kann Herr Holmdahl dazu mehr sagen oder ein anderer von den physiologisch besser fundierten Kollegen.

M. Zindler:

Um die Diskussion etwas zu vereinfachen, will ich gleich auf die erwähnten Punkte eingehen.

Die Ausführungen von Herrn Just über den *Sauerstoffverbrauch* kann ich nur unterstreichen. Es kommt im wesentlichen darauf an, wie tief die Narkose ist und ob sich Kältereaktionen einstellen. Das ist, glaube ich, bei der Durchführung der Unterkühlung ein Hauptproblem. Die Narkose soll so tief sein, daß Kältezittern, das ja doch eine große Belastung für den Kreislauf darstellt, vermieden wird. Sie darf aber nicht so tief sein, daß der Kreislauf zu sehr beeinträchtigt wird und der Blutdruck absinkt. Zwischen diesen beiden Forderungen muß man sich hindurchlavieren. Das ist nach meinen Erfahrungen besonders bei Kindern etwas schwierig.

Bezüglich unserer *Unterkühlungstechnik* darf ich vielleicht noch hinzufügen, daß wir den Gummianzug, wie gezeigt, nur zur Steuerung der Hypothermie benutzen, d. h. in der letzten Phase der Unterkühlung zur Erreichung des erwünschten Temperaturgrades sowie zur Wiedererwärmung des Patienten.

Die *Behandlung des Kammerflimmerns*, die Herr KERRINNES anschnitt, ist, glaube ich, ein sehr wichtiges Problem. Wir haben ziemlich häufig Kammerflimmern oder -flattern gesehen. Bisher waren wir allerdings in der glücklichen Lage, beides durch Elektroschock jeweils wieder beseitigen zu können. In manchen Fällen kann es bei der Behandlung von Kammerflimmern notwendig werden, daß der Patient schnell wiedererwärmt wird. Das wird am besten dadurch erreicht, daß man den Thorax mit warmer Kochsalzlösung (40° C) durchspült. Auf diese Weise gelingt es, vor allem das Herz schnell wiederzuerwärmen. In einigen Fällen haben wir die Defibrillation des Herzens erst nach schneller Wiedererwärmung des Herzens mit dieser Methode erreicht. Andere Autoren haben ähnliches berichtet.

Zur Frage der *Azidose* ist zu bemerken, daß u. a. nach eigenen Untersuchungen ein wesentlicher Anteil der mit der Unterkühlung einhergehenden Azidose metabolisch bedingt ist. Aber auch diese metabolische Azidose kann man durch Hyperventilation kompensieren.

Sehr viel komplizierter sind die Verhältnisse bei der Wiedererwärmung, wenn spontane Atemtätigkeit eintritt. Überhaupt kann man generell sagen: Die Unterkühlung selbst ist einfach und führt nicht zu wesentlichen Schwierigkeiten, das Hauptproblem ist die *Wiedererwärmung*. Dabei kommt es zu einer Erwärmung der Peripherie, welche den Sauerstoffverbrauch und die Durchblutung der Peripherie erheblich steigert, während das Herz noch nicht erwärmt und vermindert leistungsfähig ist.

P. KOKKALIS:

Ich möchte an Herrn ZINDLER eine Frage stellen. In Anbetracht der Tatsache, daß die Hypothermie immer noch mit vielen Gefahren verbunden ist, versucht man in letzter Zeit vielfach die Hypothermie mit provoziertem Herzstillstand zu verbinden (Cardiac arrest mit Acetylcholin und anschließend Aufhebung der hemmenden Wirkung des Acetylcholins mit Atropin). Ich wollte gern fragen, ob die Herren damit Erfahrung haben. Wir sind jetzt daran, Experimente mit provoziertem Herzstillstand zu machen, und meiner Ansicht nach eröffnen sich hier große Perspektiven sowohl für die tierexperimentelle Arbeit wie auch für die klinisch-chirurgische Anwendung.

M. ZINDLER:

Wir verwenden zur Prophylaxe des Kammerflimmerns während der Kreislaufunterbrechung *Prostigmin*-Injektionen. Etwa 0,25 bis 0,5 mg Prostigmin werden proximal zur angelegten Aortenklemme injiziert und bei den fortlaufenden Herzkontraktionen wird das Mittel durch die Coronarien dem Herzmuskel zugeführt. Man erreicht damit eine Herzaktionsverlangsamung, d. h. einen geringeren Sauerstoffverbrauch und weniger Bildung von Stoffwechselschlacken. Das scheint doch eine gewisse prophylaktische Bedeutung zur Verhinderung von Kammerflimmern während der Kreislaufunterbrechung zu haben. Bei diesem Vorgehen haben wir nur einmal Kammerflimmern während der Kreislaufunterbrechung und Eröffnung des Herzens beobachtet.

Azetylcholin ist wesentlich wirksamer in dieser Hinsicht. Während man mit Prostigmin, das pharmakologisch etwa denselben Effekt hat, eine Pulsverlangsamung auf etwa 40 bis 20 Schläge pro Minute findet, kann man mit 75—100 mg Azetylcholin beim Erwachsenen eine Pulsverlangsamung auf etwa 3—4 Schläge/min erreichen. Wir selbst besitzen noch keine klinischen Erfahrungen mit Azetylcholin. Ich beabsichtige aber, damit zu arbeiten. Von MOSER und einigen anderen Autoren ist es schon angewandt worden. Mit Azetylcholin wurde eine extreme Bradycardie erreicht, die etwa 3—5 Minuten dauert. Meistens genügt das für den operativen Eingriff. — Nach Wiedereröffnung des Kreislaufs wird dann als Antidot etwa 1 mg Atropin gegeben. Dadurch ist der Azetylcholineffekt sofort wieder reversibel zu machen. Ich halte dieses Verfahren für eine sehr gute und wahrscheinlich ungefährliche und vielversprechende Methode.

R. FREY:

Ich darf hierzu erwähnen, daß ich an der DOGLIOTTIschen Klinik in Turin bei Prof. CIOCATTOs Anästhesieabteilung ebenfalls Versuche in dieser Richtung gesehen habe, die vielversprechend sind. Aber man sollte das doch in Experimenten weiter klären, bis man genau über die Dosierung, Gegenmittel usw. Bescheid weiß. Denn nicht immer kommt nachher die Herzaktion wieder sehr schön in Gang. Es gibt einen gewissen Prozentsatz, bei dem es Schwierigkeiten macht und Flimmern auftritt.

A.-H. FRUCHT:

Ich habe eine Frage an Herrn ZINDLER. Wie haben Sie den Blutdruck so schön registriert?

M. ZINDLER:

Wenn wir nicht eine größere Arterie freilegen und einen Plastikkatheter einführen, um damit auch die Möglichkeit zu haben, jederzeit arterielle Blutproben abzunehmen, machen wir es bei der Blutdruckregistrierung in allen Fällen so, daß wir mit einer kleinen Kanüle die A. brachialis perkutan punktieren und einen feinen Kunststoffkatheter von etwa 1 mm Durchmesser in die A. brachialis einführen. Dabei brauchen wir keine Arterie zu opfern. Das ist eine Methode, die manchmal technische Schwierigkeiten bereiten kann, aber im allgemeinen doch geht. Ich habe auch zweimal einen Katheter in meiner A. brachialis gehabt, ohne Narkose. Das ist also keine große Geschichte.

Mit einem so dünnen Kunststoffkatheter kann man natürlich keine absoluten Werte messen. Man hat aber die Möglichkeit dann, wenn der Blutdruck nach RIVA-ROCCI nicht mehr zu messen und der Puls der A. brachialis nicht mehr zu tasten ist, einen Begriff zu bekommen, wie es dem Patienten geht. Das kann man sonst überhaupt nicht erfassen. Denn als Anhaltspunkte dafür hat man lediglich die Beobachtung der Herztätigkeit, der Kontraktionen, der Füllung und der Frequenz. Deshalb wenden wir diese Methode gern bei Fällen an, die uns ein besonderes Risiko zu haben scheinen. Routinemäßig machen wir es nicht.

R. FREY:

Darf ich hierzu noch folgendes erwähnen. Die A. mammaria interna ist bei allen diesen großen Thoraxoperationen sehr gut zugänglich. Wenn Sie einen Kunststoffkatheter einbinden wollen, ohne ein größeres Gefäß zu opfern, nehmen Sie doch die A. mammaria interna! Das wird z. B. in Stockholm bei CRAFOORD bei allen großen Herzeingriffen immer gemacht. Man hat dann eine blutige Registrierung des Blutdruckes, die ja jeder unblutigen weit überlegen ist.

E. BÜCHERL:

Ich möchte Herrn ZINDLER gerne fragen, welche Registrierungen und Blutgasanalysen seiner Meinung nach absolut erforderlich sind. Genügt der arterielle Druck? Wie ist es mit der p_H-Messung und Bestimmung der Alkalireserve?

Zur p_H-Messung benötigen wir in jedem Fall arterielles Blut. Es müßte also eine Möglichkeit zur arteriellen Blutentnahme bestehen. Die Alkalireservebestimmung erfordert wiederum eine gewisse Zeit. Können wir bei Unterkühlung unter 30 Grad den Thorax eröffnen und uns dann mit der Blutdruckmessung nach RIVA-ROCCI begnügen oder ist doch noch mehr erforderlich?

M. ZINDLER:

Diese Frage ist schwer zu beantworten. Ich würde sagen, für die routinemäßige Durchführung muß man ein EKG verwenden. Ferner muß man Blutdruck und Temperatur kontrollieren.

E. BÜCHERL:

Nach unseren Erfahrungen würde ich sagen, man *muß* den arteriellen Blutdruck *blutig* messen. Denn wenn der Blutdruck unter 40 oder 50 mm Hg sinkt, kann er nur noch blutig registriert werden. Gerade bei unseren letzten Fällen haben wir gesehen, wie sehr während der Unterkühlung der subjektive Eindruck täuschen kann. Wir glaubten, die Kreislaufverhältnisse wären gut, zumal die O_2-Sättigung im arteriellen Blut optimal war. Der blutig gemessene arterielle Druck war aber ganz schlecht und wies auf ein kleines Herzminutenvolumen hin.

Schließlich können uns Blutgasanalysen, vielleicht nur in wenigen, aber letztlich besonders interessanten Fällen mit letalem Ausgang, die Ursache klären oder wenigstens etwas weiterhelfen.

O. MAYRHOFER:

Ich muß da Herrn BÜCHERL beipflichten. Wir würden gar nicht auf die Idee kommen, eine Unterkühlung zu beginnen, bevor nicht eine Arterie punktiert oder freigelegt wurde. Denn wir müssen den Blutdruck blutig registrieren und aus derselben Kanüle intermittierend Blutproben zur p_H-Bestimmung entnehmen können. Wir haben das p_H-Meßgerät im Operationssaal aufgebaut. Eine Chemikerin, die unser Laboratorium leitet, führt die Messungen an Ort und Stelle aus, so daß wir den p_H-Wert innerhalb von 4—5 Minuten zur Verfügung haben und unsere Ventilation danach einrichten können.

M. ZINDLER:

Ich bin ebenfalls der Ansicht, daß diese Messungen sehr wertvoll sind. Den Vorschlag von Herrn FREY, die A. mammaria interna zu verwenden, halte ich für besonders wichtig. Denn diese Arterie wird ja bei der queren Thoraxeröffnung sowieso unterbunden. Bei dieser Gelegenheit könnte man leicht einen Katheter einbinden. Das würde das Problem auf einfache Weise lösen, ohne daß man eine Arterie opfern muß.

E. BÜCHERL:

Dem kann ich nicht so ohne weiteres zustimmen. Nicht nur, daß die A. mammaria interna praktisch im Operationsfeld liegt und ein Katheter das ohnehin schon nicht sehr übersichtliche Operationsfeld weiter behindert, zur Blutentnahme hat man auch einen sehr langen Weg. Dabei muß dann immer relativ viel Blut verworfen werden, um sicher zu sein, in der arteriellen Blutprobe keine Reste von Spülflüssigkeit mehr dabei zu haben.

M. ZINDLER:

Zur Blutentnahme ist dieses Verfahren sicherlich nicht so ideal geeignet, aber zur Blutdruckregistrierung würde es sich eignen.

E. BÜCHERL:

Eben deswegen halte ich es für wichtig, Herr ZINDLER, daß Sie in Ihrer Klinik das weiter ausbauen. Denn bei Ihrer Erfahrung und bei dem Material, das Sie haben, könnten Sie auf diese Weise noch manche offene Frage beantworten. Herr BERGMANN hat gestern sehr richtig gesagt: ‚Auf die 2% Fälle, von denen wir nicht wissen, weswegen sie gestorben sind, muß es uns ankommen'. Daß es in den meisten Fällen gut geht, haben wir auch gesehen. Aber gerade wegen dieser 2% dürfen wir uns nicht sicher fühlen.

M. ZINDLER:

Das ist richtig.

M. HOLMDAHL:

Allein von p_H-Messungen können wir über das Säurebasengleichgewicht nichts aussagen. Man muß zwei Werte dafür haben, und zwar p_H und Total-CO_2 im Blut. Damit können wir den CO_2-Druck aus der HENDERSON-HASSELBACHschen Formel berechnen, und erst dann können wir die wahre Alkalireserve bestimmen.

Durch die Untersuchungen von NEIL (BREWIN, E.G., NASHAT, F. S. und NEIL, E.: Brit. J. Anästh. 28, 2, 1956) in London wissen wir, daß es bei der Hypothermie zu einer metabolischen Azidose kommt. Das hat ja Herr ZINDLER schon erwähnt. Wenn man in einer Klinik arbeitet, um Grundlagen für die anderen zu erforschen, dann sollte man immer gründlich zu Werke gehen. Man muß also p_H-Messungen vornehmen und Gesamt-CO_2 bestimmen.

Nun ein praktischer Gesichtspunkt, die blutige Blutdruckregistrierung. Ich habe nicht ganz richtig verstanden, Herr ZINDLER, wie Sie den Katheter einführen: Durch die Kanüle hindurch?

M. ZINDLER:

Ja, durch die Kanüle.

M. HOLMDAHL:

Man kann einen viel weitlumigeren Katheter z. B. in die A. femoralis oder brachialis einführen, wenn man nach perkutaner Punktion der Arterie mit einer mäßig dicken Kanüle eine Angelschnur aus Nylon durch die Kanüle in die Arterie einführt, die Kanüle dann entfernt und über die Angelschnur, die als Gleitschiene dient, nun einen Plastikkatheter in das Gefäß vorschiebt (SELDINGER, S. I.: Acta radiol. **39**, 368, 1953. HOLMGREN, A.: Scandin. J. Clin. a. Labor. Invest. 8, 1956, Suppl. 24). Bei diesem Vorgehen kann man relativ weitlumige Katheter zur Anwendung bringen, z. B. an der A. brachialis einen Katheter von 2 mm Durchmesser. Man ist also nicht mehr von der Kanülenstärke abhängig. Das ist für die Blutdruckregistrierung von Vorteil.

A.-H. FRUCHT:

Man muß noch folgendes berücksichtigen. Blutdruckwerte nach RIVA-ROCCI und KOROTKOFF, also die üblichen Methoden, haben einen Fehler von 10—15%. Das ist die Standardabweichung unter normalen Bedingungen. In dem Bereich, der bei Zwischenfällen interessant wird, unterhalb 80 mm Hg, ist der Fehler 40—60%, so daß die unblutige Blutdruckmessung in dem Moment versagt, wo sie besonders wichtig wäre.

R. FREY:

Auch für das Gebiet der Herz-Lungenmaschinen haben wir in den Kollegen BÜCHERL, HÖLSCHER, GÜNDEL und HOLMDAHL diejenigen Kollegen vor uns, die in Deutschland über die größten persönlichen Erfahrungen mit der Herz-Lungenmaschine verfügen.

Ich bitte zunächst Herrn BÜCHERL, eine Diskussionsgrundlage zu schaffen.

Extrakorporaler Kreislauf

E. BÜCHERL:

Im Augenblick erscheint es mir etwas schwierig, für dieses recht aktuelle Thema eine sinnvolle Diskussionsgrundlage zu schaffen. Das mag z. T. schon daraus hervorgehen, daß nach vorsichtiger Schätzung mindestens 30 verschiedene Herz-Lungensysteme existieren. Es liegt nahe zu fragen: Sind sie alle brauchbar oder welche von diesen sind es? Ich muß Herrn HÜGIN zustimmen und auch für diesen Sektor sagen: An der Maschine liegt es sicher nicht. Es gibt viele Systeme, die verwendbar sind, aber wenige Kliniken, an welchen der extrakorporale Kreislauf wirklich unter optimalen Voraussetzungen angewendet wird.

Ich darf Ihnen zunächst zur besseren optischen Vorstellung einige Skizzen zeigen. Es sei mir dabei gestattet, einiges wesentlich zu vereinfachen.

Zunächst etwas zu den *Pumpen*. Der Hauptunterschied liegt meist darin, daß ein Teil *ohne*, der andere aber *mit* Ventilen arbeitet. Für ersteren ist die sogenannte Rollenpumpe, wie sie GIBBON schon seit vielen Jahren verwendet hat, der Prototyp (Abb. 57). Ein Schlauch wird von 2 oder 4 Rollen zusammengequetscht und sein Inhalt auf diese Weise in einer bestimmten Richtung bewegt. Dabei kann entweder der Schlauch völlig zusammengedrückt werden, so daß Wand an Wand liegt und keine Flüssigkeit nach rückwärts abströmen kann, oder man verwendet eine sogenannte „non occlusive pump", wobei die Wände des Schlauches nicht ganz aneinander gedrückt werden. Dabei wird in Abhängigkeit vom Systemdruck ein mehr oder weniger großer Rückfluß erfolgen.

Eine Modifikation dieser Art stellt die sogenannte Fingerpumpe von LILLEHEI dar. An Stelle von Rollen drücken hierbei „Metallfinger" auf den Schlauch und sorgen so für den Flüssigkeitsstrom.

Bei den Pumpen mit Ventilen handelt es sich in den meisten Fällen um Membranpumpen. Die Membran wird mit einer Luft- oder Flüssigkeitstransmission in einer entsprechenden Kammer vor- und zurückbewegt und ermöglicht unter Benutzung von Ventilen einen gerichteten Flüssigkeitsstrom (Abb. 58).

Schließlich kann auch noch ein durch eine mit Flüssigkeit gefüllte Kammer geleiteter Schlauch durch alternierende „Kompression der Flüssigkeit" zusammengedrückt und wieder entlastet und so ebenfalls unter Verwendung von Ventilen eine gerichtete Strömung bewirkt werden.

Der wichtigste Teil des Systems ist auch heute noch der *Oxygenator*. Die drei Hauptprinzipien sind folgende:

1. GIBBON-*Oxygenator*. Das Blut fließt an Drahtgeflechten der Schwere nach von oben nach unten. Diese „screen" sind in einem Plexiglasgehäuse untergebracht, in welchem ein relativ hoher O_2-Druck herrscht. Ein etwas anders geartetes System benutzt an Stelle der Drahtgeflechte rotierende Scheiben (BJÖRN, MELROSE). Diese tauchen wetzsteinartig bis zu einer bestimmten Tiefe in Blut ein und transportieren einen dünnen Blutfilm zur Oxygenierung in der sauerstoffreichen Atmosphäre des Gehäuses.

2. *Dispersionsoxygenator* (Abb. 59). Auf diesem zur Zeit noch gebräuchlichsten Prinzip beruht der von LILLEHEI und DE WALL benutzte Apparat. Dabei wird das Gas letztlich einfach durch das venöse Blut hindurchgeleitet. Es entsteht ein Blutschaum, mit dessen Hilfe es zu einer meist optimalen Oxygenierung kommt, der aber wieder beseitigt werden muß. Dies läßt sich unter Benutzung eines Antischaummittels — ein abgewandeltes Silikonpräparat — im allgemeinen ohne besondere Schwierigkeiten erreichen.

Beim DE WALL-Oxygenator (Abb. 59) steigen Blut und Gas zusammen in der vertikalen Röhre nach oben. Der am oberen Ende austretende Blutschaum wird im schrägstehenden Rohr wieder beseitigt. Das entschäumte Blut sammelt sich dann in einem helixförmigen, annähernd 2 m langen Schlauchteil, der in einem Wasserthermostat untergebracht ist.

3. *Membranoxygenator* (CLOWES, KOLFF, Abb. 60 u. 61). Diese Methode wäre ohne Zweifel die physiologische, weil Blut und Gas, ähnlich wie in der Lunge, durch eine Membran voneinander getrennt sind. Vor allem das Auftreten von Mikrogasblasen im Blut konnte damit mit Sicherheit verhindert werden. Dieses Prinzip hat heute noch den Nachteil, daß die zur Verfügung stehenden Kunststoffmembranen noch zu dick sind, so daß pro qm Membranoberfläche noch keine genügende O_2-Diffusion erfolgen kann. Aus diesem Grunde sind die zur Zeit verwandten Modelle noch relativ umfangreich und haben eine große Kapazität.

Am besten darf ich Ihnen nun über die zwei Antipoden erfolgreich angewendeter Gesamtsysteme einiges berichten.

Zunächst das relativ einfache System, mit dem LILLEHEI 1954 zum ersten Mal erfolgreich am Menschen gearbeitet hat. Es besteht aus einer Fingerpumpe und einem Dispersionsoxygenator (Abb. 63). Da es sich um eine völlig okkludierende Pumpe handelt bzw. sie als solche eingestellt und benutzt wird, kann die gewünschte Perfusionsmenge pro Minute vorher festgelegt werden. Das Volumen liegt im allgemeinen um 50 ccm/min/kg Körpergewicht. Auf weitere fortlaufende Registrierung wird völlig verzichtet. O_2-Sättigung im arteriellen oder venösen Blut sind also nicht bekannt, ebensowenig sind Einblicke in den Gewebestoffwechsel möglich.

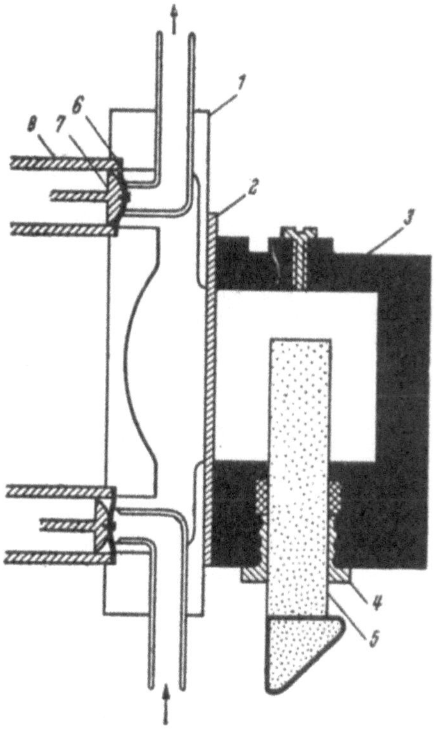

Abb. 58. Membranpumpe mit hydromechanischer Transmission und gesteuerten Ventilen
1 Plexiglaskörper, 2 Plastikmembran, 3 Gußstahlgehäuse, 4 Kolbendichtung, 5 Kolben, 6 Plastikmembran, 7 Ventilpilz, 8 Ventilgehäuse

Auf der anderen Seite steht dann das geringfügig abgewandelte Modell von GIBBON, welches von KIRKLIN in der Mayo-Klinik benutzt wird (Abb. 64). Diese Apparatur ist schon wesentlich umfangreicher und komplizierter. Das venöse Blut wird mit Hilfe eines kontinuierlichen Unterdruckes in ein venöses Vorratsgefäß gesaugt. Die erste Pumpe befördert es von dort in den Oxygenator. Im Nebenschluß ist mit Hilfe eines WOODschen Oxymeters die fortlaufende Kontrolle der O_2-Sättigung möglich.

Diese erste, hauptsächlich dem venösen Zufluß zum Oxygenator dienende Pumpe ist so eingestellt, daß ihr Perfusionsvolumen konstant und größer ist als das der zweiten Pumpe, die das arterialisierte Blut wieder in den Organismus befördert. Dieses konstante Volumen ist dadurch möglich, daß zwischen dem Zufluß und Abfluß für den Oxygenator ein Kurzschluß besteht, welchen jeweils das Differenzvolumen, d. h. Gesamtvolumen der venösen Pumpe minus venöses Rückflußblutvolumen, passiert. Das Durchflußvolumen des Oxygenators bleibt also konstant und setzt sich in Abhängigkeit vom venösen Rückflußvolumen aus venösem und bereits arterialisiertem Blut zusammen. Die zweite Pumpe sorgt dann für den arteriellen Zufluß. Er wird durch eine Photozelle in der Weise gesteuert, daß bei fallendem Blutspiegel im Oxygenator das Volumen ab- und bei steigendem Spiegel zunimmt. Über eine ähnliche Einrichtung erfolgt die Öffnung des Kurzschlusses vom venösen Vorratsgefäß aus. Das ganze System ist also in der Lage, selbständig das Perfusionsvolumen in Abhängigkeit vom venösen Rückfluß zu steuern. Zweifelsohne setzt diese Apparatur eine optimale Funktion gerade dieser Photozellen voraus. Schließlich befindet sich im System noch eine dritte Pumpe, mit welcher das Blut aus dem Coronarkreislauf nach Passieren einer Entschäumungskammer wieder dem venösen Vorratsgefäß zugeführt wird, so daß nur wenig Blut während der extrakorporalen Zirkulation ersetzt werden muß.

Sie sehen, daß dieses System wesentlich komplizierter ist als das erstgenannte. Neben der bereits aufgeführten fortlaufenden Kontrolle der venösen O_2-Sättigung werden häufig noch

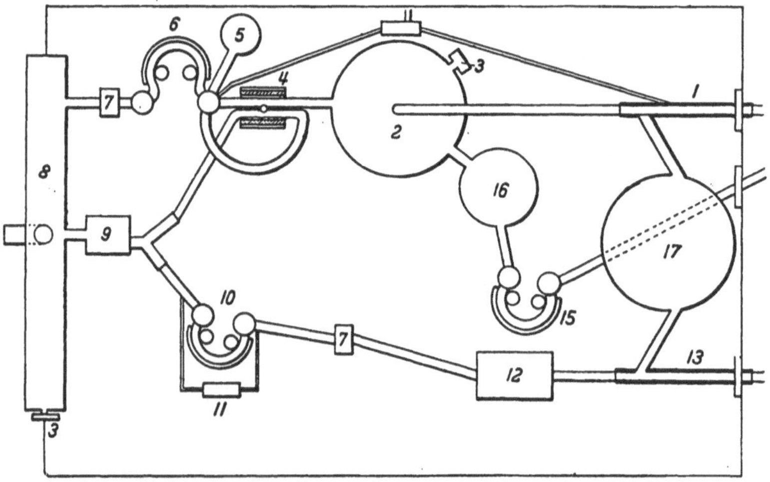

Abb. 65. Schematische Darstellung zu Abbildung 64
1 venöser Zufluß, 2 venöses Reservoir, 3 Photozelle, 4 Okklussionseinstellung, 5 Blutreservoir, 6 Rollenpumpe, 7 Überdrucksicherung, 8 Oxygenator, 9 p_H-Elektroden, 10 Rollenpumpe, 11 und 18 Oxymeter, 12 Filter, 13 arterieller Zufluß zum Patienten, 14 Coronarsinusblut, 15 Rollenpumpe, 16 Reservoir für Coronarsinusblut mit Entschäumvorrichtung, 17 Hauptreservoir

p_H-Messungen vorgenommen, auch der arterielle und venöse Druck werden meist blutig aufgezeichnet. Zweifelsohne kann man sich mit den dann vorliegenden Meßdaten schon wesentlich mehr Einblick in die während und nach der extrakorporalen Zirkulation bestehenden Stoffwechsel- und Durchblutungsverhältnisse verschaffen und sicherlich über die Ursachen von Mißerfolgen auch mehr aussagen. Trotzdem muß nochmals darauf hingewiesen werden, daß sowohl mit dem einfachen — Lillehei und Mitarbeiter haben schätzungsweise z. Z. ca. 350 Operationen durchgeführt — als auch mit dem komplizierten System — Kirklin, Mayo-Klinik mit ca. 200 Operationen — diese Erfolge erzielt wurden.

Für welches der beiden Systeme man sich letztlich entscheidet, hängt nicht zuletzt auch von wirtschaftlichen Gesichtspunkten ab.

Lassen Sie mich noch auf die bereits kurz erwähnte coronare Zirkulation eingehen. Im allgemeinen denkt man, daß bei Ableitung des venösen Zuflusses aus der oberen und unteren Hohlvene mit entsprechendem Rückfluß in die Aorta das Herz eröffnet und blutleer im Inneren operiert werden könnte. Dies ist nun leider nicht der Fall. In den physiologischen Lehrbüchern ist meist zu lesen, daß die Coronardurchblutung nur 10% des Herzminutenvolumens beträgt. Die Vorstellung, daß diese kleine Blutmenge einen Defektverschluß beeinträchtigen könnte, ist zunächst schwierig. Dabei sind nun zwei Punkte zu beachten:

1. handelt es sich nicht um normale hämodynamische Verhältnisse, so daß die „physiologischen" Zahlenangaben nicht zutreffend sind. Vielmehr wurden coronare Durchflußvolumina bis zu 30% des Perfusionsvolumen gemessen.

2. würde dieser kontinuierliche Blutverlust ständig das Volumen im System verringern, oder es muß ersetzt werden. Betrüge z. B. das Perfusionsvolumen 2000 ml/min. und der coronare Rückfluß 20% des Minutenvolumens, müßten aus dem „leeren Herzen" pro Minute 400 ml abgesaugt werden. In 10 Minuten müßten bereits 4 Liter ersetzt werden.

Aus diesem Grund haben bereits die meisten Apparaturen eine weitere Pumpe, um direkt aus dem rechten Vorhof dieses Blut abzusaugen. Da dies aber durch das offene Herz hindurch erfolgt, wird mit dem Blut immer ein gewisser Anteil Luft mitgesaugt, es kommt zur Schaumbildung, so daß erst wieder die entsprechende Vorkehr getroffen werden muß. Das aus den Vv. Thebesii kommende Blut ist dann allerdings nur noch wenig störend, muß aber trotzdem der besseren Sicht wegen ständig zusätzlich abgesaugt werden.

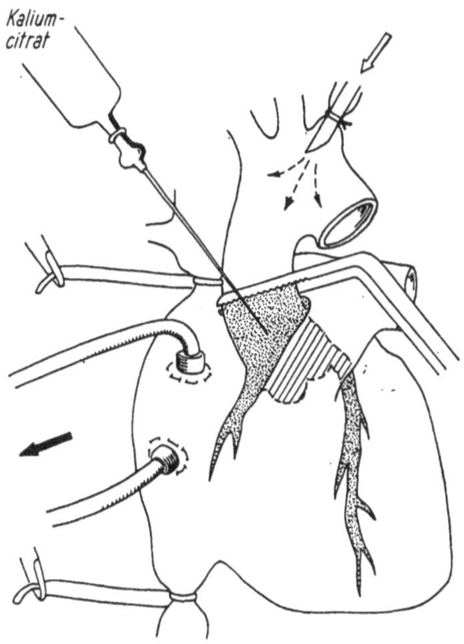

Abb. 66. Schematische Darstellung der Situation bei Herzstillstand mit Kaliumcitrat

Auf gestern und heute Morgen angeschnittene Fragen zurückkommend, darf ich noch abschließend auf den *Herzstillstand* zu sprechen kommen. Der Wunschtraum aller Chirurgen war ja letztlich, am leeren und auch stillstehenden Herzen zu operieren. Zwar war die von SENNING induzierte Methode des elektrisch ausgelösten Kammerflimmerns dem im chirurgischen Sinne stillstehenden Herzen schon sehr nahe gekommen. Während dieser Zeit war aber eine coronare Zirkulation absolut notwendig. MELROSE konnte dann mit seinen Untersuchungen diesen Wunschtraum letztlich erfüllen. Er injizierte in die nach distal (dicht hinter den Coronarostien) abgeklemmte Aorta *Kaliumcitrat* und machte auf diese Weise einen künstlichen absoluten Herzstillstand. Diese Methode ist in der Zwischenzeit weiter ausgebaut worden und hat sich nun auch bei Operationen am menschlichen Herzen bewährt (Abb. 66, 67 u. 68). Während des gesamten intrakardialen Operationsaktes wird also das völlig stillstehende Herz nicht durchblutet. Auf diese Weise kann man wirklich im nicht schlagenden und völlig blutleeren Herzen arbeiten. Am Ende dieses Aktes wird die Aortenklemme wieder beseitigt. Das durchströmende Blut wäscht aus den Coronarien das Kalium wieder aus, und nach 30—50 Sekunden treten im allgemeinen die ersten, zunächst etwas schwachen, sich aber schnell verstärkenden Herzaktionen wieder auf.

Ich hoffe, damit zunächst wenigstens eine Diskussionsgrundlage geschaffen zu haben.

DISKUSSION

B. HÖLSCHER:

Herr BÜCHERL hat eigentlich das Wesentliche schon gebracht. Ein Punkt wäre vielleicht noch zu erwähnen, den Herr BÜCHERL nicht berührt hat. Er ist auf die metabolische Azidose nicht näher eingegangen, die ja bei den LILLEHEIschen Operationen zumindest im Anfang mit den kleinen Blutvolumina festgestellt wurde. Sie erwähnten, daß LILLEHEI jetzt im Durchschnitt mit 50 cm^3/kg arbeitet. Es ist offensichtlich so, daß mit größeren Perfusionsmengen das p_H des Blutes wesentlich gebessert werden kann. Es hängt wahrscheinlich einfach damit zusammen, daß bei einer größeren Durchströmungsmenge der O_2-Gradient vom Blut nach dem Gewebe zu verbessert ist, und daß ferner die sauren Metaboliten besser ausgewaschen werden. Der Nachteil dieser großen Flußmengen ist vielleicht der, daß durch den mechanischen Insult, der von den Pumpen auf die Schläuche erfolgt, das Plasma-Hb der Patienten ansteigt. Wenn nur ganz kleine Blutmengen bewegt werden, dann ist natürlich das anfallende Plasma-Hb pro 100 cm^3 Blut im Patienten in einer geringeren Konzentration vorhanden. Ein sehr wesentlicher Punkt wäre, herauszufinden, wie man das Plasma-Hb überhaupt beseitigen kann. Darüber liegen ja bis jetzt noch keine Untersuchungen vor.

Ich möchte noch auf eine Komplikation hinweisen, das ist die postoperative Blutung. Ob das Fibrinogen im Blute auch abnimmt, weiß man noch nicht. Ich möchte gern wissen, ob Herr BÜCHERL eine Membranpumpe in den USA gesehen hat.

E. BÜCHERL:

In Boston habe ich sie gesehen.

B. HÖLSCHER:

Bei der Membranpumpe ist der mechanische Insult auf das Blut sicherlich viel geringer. Sie selbst bauten doch auch eine Pumpe, nicht wahr?

E. BÜCHERL:

Es ist eine Membranpumpe.

B. HÖLSCHER:

Daß die Apparatur an der Mayo-Klinik, physiologisch gesehen, vielleicht z. Z. die beste ist, liegt wohl auf der Hand. Aber ich glaube, daß man mit vorbestimmten größeren Durchflußmengen, wie sie in Minneapolis angewandt werden, alle die Komplikationen, die man vorher befürchtet hat, besonders gerade die metabolische Azidose, doch weitgehend eliminieren kann.

W. GÜNDEL:

Wir sehen ein Schema des von uns verwandten Systems (Abb. 70). Mittels einer pneumatisch gesteuerten Membranpumpe wird das Blut über ein Einlaufgefäß aus den Hohlvenen abgesaugt. Die pneumatische Steuerung der Pumpe garantiert eine weitestgehende Schonung des Blutes. Durch Einschalten des Einlaufgefäßes zwischen Blutpumpe und den Hohlvenen wird der durch die Blutpumpe erzeugte diskontinuierliche Blutstrom weitestgehend geglättet, so daß der Blutfluß von den Hohlvenen nach dem Einlaufgefäß fast kontinuierlich verläuft. Dadurch wird eine Steigerung der Durchflußmenge erreicht. Das Einlaufgefäß ist luftdicht abgeschlossen. Saugt die Pumpe das im Einlaufgefäß befindliche Blut ab, so entsteht im Einlaufgefäß ein gewisses Vakuum. Dieses Vakuum hält den Blutfluß von den Hohlvenen zum Einlaufgefäß auch dann aufrecht, wenn die Pumpe das von ihr vorher abgesaugte Blut in die künstliche Lunge drückt, also in der Periode, wo von der Pumpe keine Saugwirkung ausgeübt wird. Jede Blutpumpe ist mit zwei Gummiklappenventilen zur Steuerung der Richtung des Blutflusses ausgestattet. Die Gummiklappenventile arbeiten sehr weich.

Das von der Pumpe angesaugte Blut wird in die künstliche Lunge gedrückt. Bei der ersten von uns verwendeten künstlichen Lunge, welche im Schema der ersten Abbildung dargestellt ist, handelt es sich um eine sogenannte Film-Lunge, also eine solche, wo das Blut als Film über eine möglichst große Oberfläche verteilt wird. Um diese zu erreichen, haben wir mehrere Zylinder aus Perlongewebe ineinandergeschachtelt. Zur besseren Verteilung des Blutes werden die Perlonzylinder durch einen Elektromotor in Rotation versetzt. Der zur Oxygenierung des Blutes erforderliche Sauerstoff wird über einen Anfeuchter in die künstliche Lunge geleitet und strömt dem an den Perlonzylindern herabfließenden Blut entgegen.

Wir haben früher mit einer sogenannten Überdrucklunge gearbeitet. Dieselbe war nach außen hermetisch abgeschlossen. Der überschüssige Sauerstoff und das vom Blut abgegebene CO_2 konnten nur über ein einstellbares Überdruckventil entweichen. Wir erzeugten so einen Sauerstoffpartialdruck von etwa 1100 mm/Hg. Durch diesen relativ hohen O_2-Partialdruck erreichten wir selbst bei kleiner Blutoberfläche und großem Minuten-Volumen eine

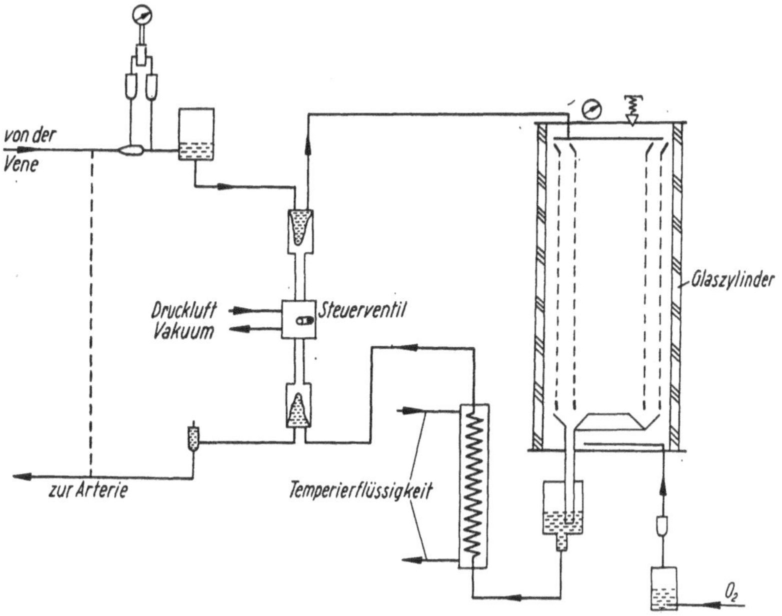

Abb. 70. Schema der GÜNDELschen Membranpumpe

sehr gute Oxygenierung des Blutes. Gleichzeitig wurde der auf dem Blutspiegel im Sammelgefäß lastende Überdruck zum Eindrücken des Blutes in die Arterien benutzt. Die sonst hierfür erforderliche Blutpumpe konnte damit entfallen. Diesen Vorteilen stand aber ein Nachteil dieses Prinzips gegenüber. Es hat sich gezeigt, daß es bei der durch das Druckgefälle vom Sammelgefäß bis zur Arterie bedingten Entspannung des Blutes zur Entgasung desselben kommt. Es entstanden also Sauerstoffbläschen. Dies ist aber auch ein Zeichen dafür, daß das Hämoglobin restlos mit Sauerstoff gesättigt und darüber hinaus noch eine gewisse, dem O_2-Partialdruck entsprechende Menge O_2 im Plasma physikalisch gelöst wurde. Wir sind, bedingt durch das vorher Gesagte, vom Überdrucksystem abgekommen und verwenden jetzt zum Eindrücken des Blutes in die Arterien eine Blutpumpe. Will man dennoch mit Überdruck zum Zwecke der besseren O_2-Sättigung des Blutes arbeiten, so muß man darauf achten, daß derselbe den Arteriendruck nicht übersteigt. Zum Eindrücken des Blutes in die Arterien ist aber dann auf alle Fälle eine Blutpumpe erforderlich.

Das in der künstlichen Lunge oxydierte Blut wird in dem unter der künstlichen Lunge befindlichen Sammelgefäß aufgefangen und von dort mittels einer Blutpumpe über eine Temperierschlange abgesaugt und in die Arterien gedrückt. Zwischen Blutpumpe und Arterie ist noch eine Luftfalle angeordnet, um eventuell mitgerissene Luft bzw. Sauerstoffbläschen abzufangen. Zwischen arteriellem und venösem Schenkel des extrakorporalen Systems ist ein Kurzschluß vorgesehen (gestrichelt eingezeichnete Linie), der eine Zirkulation des Blutes oder des Blutersatzmittels vor Beginn der Zirkulation durch den Patienten ermöglicht.

Die nächste Abbildung (Abb. 71) zeigt das künstliche Herz-Lungen-System mit Film-Lunge. Links auf der Abbildung ist das künstliche Herz, welches auch ohne künstliche Lunge zum Ausschalten nur einer Herzhälfte benutzt werden kann, zu sehen. Neben den für die Blutpumpen erforderlichen Steuer- und Kontrollaggregaten — von den vier Blutpumpen werden jeweils zwei gemeinsam und unabhängig von den beiden anderen gesteuert — befindet sich noch eine Reihe weiterer Kontrollaggregate im künstlichen Herzen. In der oberen Schalttafel ist ein Elektrokardioskop eingebaut. An dem Gerät kann das EKG des Patienten fortlaufend beobachtet werden. Wir beobachten jedoch meistens die Blutdruckkurve in der Aorta des Patienten. Mit dem Elektrokardioskop ist ein Pulsfrequenzmesser gekoppelt, welcher fortlaufend die Pulsfrequenz des Patientenherzens anzeigt. Ein eingebauter Lautsprecher

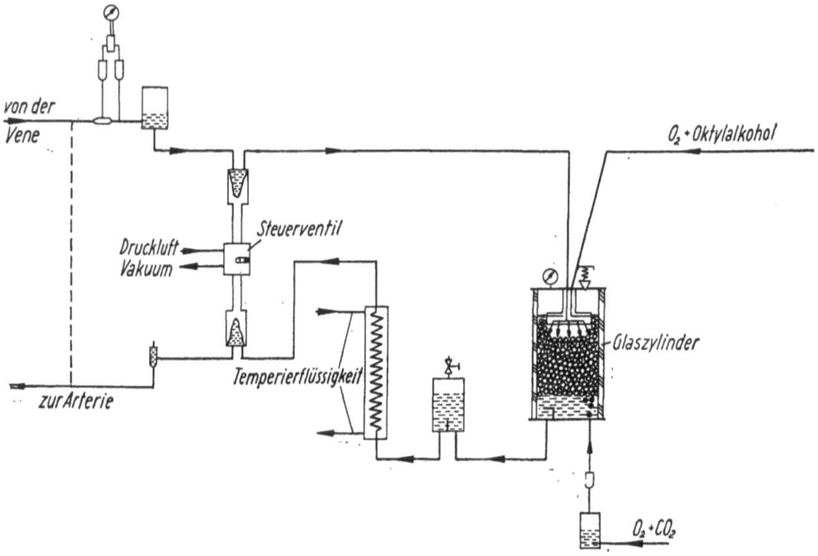

Abb. 72. Schema der Schaumlunge (Dispersionslunge)

gibt jeden Herzschlag als Ton wieder (nicht Herzschall), so daß Unregelmäßigkeiten in der Schlagfolge z. B. Extrasystolen gehört werden können. Rechts auf der Abbildung ist die künstliche Lunge (Film-Lunge) zu sehen.

In letzter Zeit sind wir auch zu Versuchen mit einer sogenannten Schaum- oder Dispersionslunge übergegangen. Die folgende Abbildung (Abb. 72) zeigt im Schema das künstliche Herz-Lungen-System mit Schaumlunge. Durch Einleiten von O_2, eventuell gemischt mit CO_2, in das sich im unteren Teil der Schaumlunge befindende Blut wird ein nach oben steigender Blutschaum erzeugt. Das in die künstliche Lunge gelangende venöse Blut strömt aus dem Verteilerkopf aus und tropft auf den Blutschaum, wobei gleichzeitig ein Teil des Schaumes vernichtet wird. Der restliche weiter nach oben strömende Schaum wird durch Einleiten eines mit Octylalkohol angereicherten O_2-Stromes, welcher aus dem Verteilerkopf seitlich ausströmt, vernichtet. In letzter Zeit haben wir an Stelle von Octylalkohol zur Blutentschäumung einen zähflüssigen Entschäumer auf der Grundlage der Silikone verwandt. Mit der Masse wird lediglich der obere Teil des Glaszylinders bestrichen. Kommen die Blutbläschen mit dem Entschäumer in Berührung, so werden dieselben, bedingt durch eine Veränderung der Oberflächenspannung, zum Platzen gebracht. Die nächste Abbildung (Abb. 73) zeigt das künstliche Herz-Lungen-System mit Schaumlunge während eines Tierversuches.

In der nächsten Abbildung (da es sich um ein Farbdiapositiv handelt, kann dasselbe hier nicht reproduziert werden) sehen Sie den arteriellen und venösen Schenkel des extrakorporalen Systems. An der Färbung ist sehr leicht der Unterschied zwischen dem venösen und dem arteriellen Blut sowie die gute Oxygenierung des Blutes in der künstlichen Lunge zu erkennen.

Hier sehen Sie ein Operationsprotokoll (Abb. 74). Zur besseren Übersicht sind in dem Protokoll verschiedene Dinge ausgelassen. Wir haben dabei folgendes durchgeführt:

Das künstliche Herz-Lungen-System wurde in den Kreislauf des Versuchstieres eingeschaltet. Der Thorax wurde dabei nicht eröffnet. Nach Anschluß des Systems haben wir sofort mit der extrakorporalen Unterkühlung begonnen und das Versuchstier auf 26° C abgekühlt. Während dieser Zeit war Spontanatmung vorhanden. Nach Erreichen der Temperatur von 26° C wurde die Spontanatmung restlos blockiert, so daß die Versorgung des Blutes mit Sauerstoff und die CO_2-Abfuhr nur über die künstliche Lunge erfolgte. Bei der Erwärmung wurde das Versuchstier bis zum Einsetzen der Spontanatmung manuell beatmet. Da der Thorax nicht eröffnet wurde und keine Gefäßabklemmungen erfolgten, mußte damit gerechnet werden, daß ein Teil des Blutes über die Lunge des Versuchstieres geleitet wurde. Hier ist besonders der Verlauf des p_H-Wertes interessant, und ich bin der Meinung, daß es sehr wichtig ist, den p_H-Wert zu kontrollieren. Wir haben hier zunächst bei relativ geringer O_2-Ventilation in der künstlichen Lunge einen Abfall des p_H-Wertes, d. h. die CO_2-Abfuhr ist zu gering.

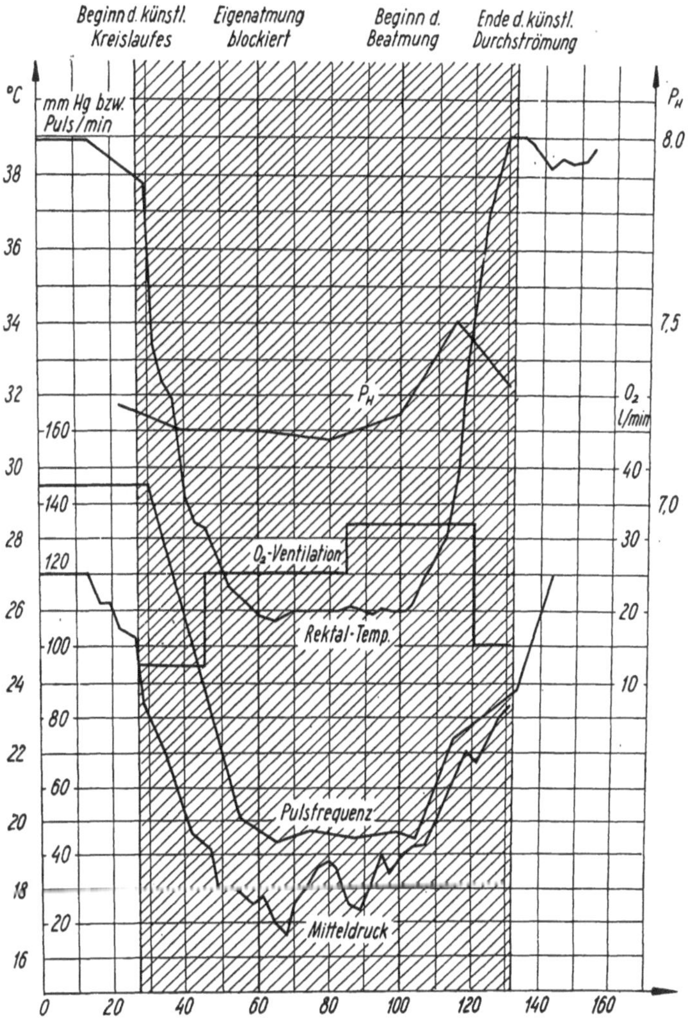

Abb. 74. Protokoll von einem in extrakorporaler Zirkulation durchgeführten Tierversuch

Nach Steigerung der O_2-Ventilation blieb der p_H-Wert zunächst konstant, bis es zu einem nochmaligen leichten Abfall kam. Durch weitere Steigerung der O_2-Ventilation konnte ein Wiederansteigen des p_H-Wertes bis zur Norm erreicht werden. Als während der Erwärmung die manuelle Beatmung einsetzte und die vorher eingestellte O_2-Ventilation beibehalten wurde, kam es zum weiteren Anstieg des p_H-Wertes über die Norm, also zur übermäßigen CO_2-Abfuhr. Mit Drosselung der O_2-Ventilation in der künstlichen Lunge konnte der p_H-Wert wieder normalisiert werden.

Ich bin der Meinung, daß die Kontrolle des p_H-Wertes bei extrakorporalem System sehr wichtig ist. Auf Grund dessen haben wir Versuche unternommen, die p_H-Messung fortlaufend durchzuführen. In Zusammenarbeit mit dem VEB Jenaer Glaswerk Schott & Gen.

wurde eine Glaselektrode entwickelt, welche auch bei oszillierenden Druckverhältnissen eine Messung des p_H-Wertes gestattet, ohne daß eine Bruchgefahr der Elektrode besteht. Es hat sich jedoch gezeigt, daß es häufig zum Niederschlag einer Gelschicht auf der Glasmembrane kommt, was dann allerdings die Messung stark beeinträchtigt. Durch die Gelschicht wird der Elektrodenwiderstand erhöht und somit die Elektrodenfunktion stark geändert, so daß man keine definierten Werte erhalten kann. Versuche, diese Elektroden zu silikonisieren, um

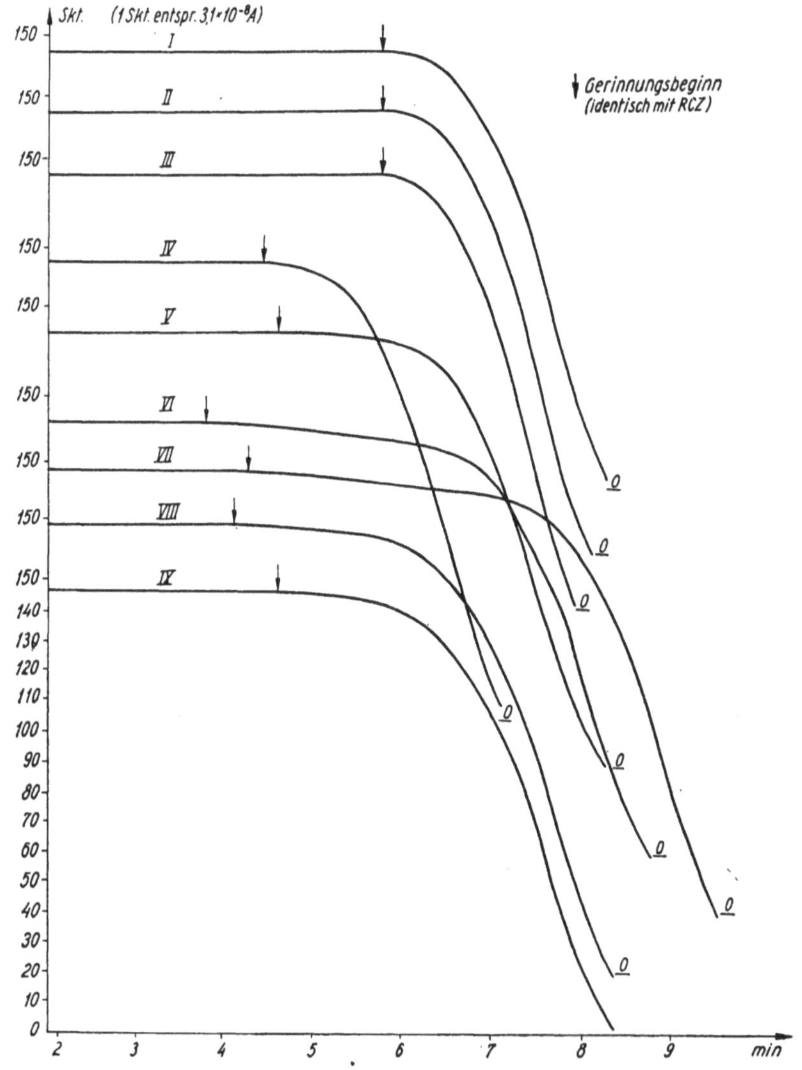

Abb. 75. Gerinnungsverlauf im Plasma bei Anwendung von silikonisierten und nichtsilikonisierten Gläsern

den Niederschlag zu vermeiden, sind insofern noch fehl gelaufen, als durch die Silikonschicht eine Erhöhung des Widerstandes eintritt und die Elektrodenfunktion so stark geändert wird, daß in dem benötigten p_H-Bereich keine genügend genauen Messungen durchgeführt werden können. Durch das Silikonisieren wird die Elektrode sehr hochohmig, was die Meßgenauigkeit herabsetzt. Wir hoffen jedoch, durch weitere Versuche zum Ziele zu kommen.

Ich möchte hier auf eines der oben aufgeworfenen Probleme kurz eingehen. Ich bin der Meinung, daß die Gelschicht, die sich an der Glaselektrode zeigt — eine solche haben wir auch an den von uns in den Blutpumpen verwandten Fingerlingen beobachtet — im wesentlichen durch einen Fibrinogen-Niederschlag gebildet wird. Dadurch kommt es zu einem Fibrinogenmangel im Blut, und die Gerinnungsverhältnisse lassen sich nach der Operation sehr schwer normalisieren. Wir haben häufig Versuchstiere, die den Eingriff als solchen gut überstanden haben, mehrere Stunden nach der Operation an Nachblutungen (Sickerblutungen) verloren. Der erwähnte Niederschlag entsteht fast immer an benetzbaren Oberflächen. Es ist nach meiner Ansicht für die Anwendung der extrakorporalen Systeme sehr wichtig, daß der Einfluß von benetzbaren Oberflächen bzw. von Oberflächen überhaupt auf die Blutgerinnung sowie der Wirkungsmechanismus aufgeklärt werden.

Ich habe vor einigen Jahren Versuche im Hinblick auf die Verhältnisse zwischen Blutgerinnung und Benetzbarkeit der Oberfläche angestellt und möchte Ihnen hier noch die Ergebnisse mit der nächsten Abbildung (Abb. 75) zeigen. Es wurde die Gerinnung von Zitratplasma bei der Rekalzifikation in silikonisierten und nicht silikonisierten Reagenzgläsern mit einer Fotozellenkompensationsschaltung verfolgt. Um eine möglichst große Auflösung des interessierenden Bereiches, nämlich beim Eintritt der Blutgerinnung und kurz danach, zu erhalten, wurde eine Nullpunktsunterdrückung durchgeführt. Die Kurven I—III wurden an silikonisierten Reagenzgläsern erhalten. Man kann deutlich den einheitlichen Gerinnungsbeginn sowie Gerinnungsverlauf dieser drei Kurven erkennen. Bei den nichtsilikonisierten Gläsern (Kurve IV—IX) zeigt sich eine sehr starke Schwankung im Gerinnungsbeginn sowie ein unterschiedlicher Verlauf der weiteren Gerinnung, auf deren Ursache ich hier nicht näher eingehen will. Es kam teilweise, wie z. B. deutlicher an den Kurven VI und VII zu erkennen, zu einem Einschleichen der Gerinnung. Diese Ergebnisse geben nach meiner Ansicht einen guten Hinweis auf den Einfluß der Oberflächenbeschaffenheit, insbesondere der Benetzbarkeit, auf die Blutgerinnung, und ich bin, wie schon erwähnt, der Meinung, daß zur Aufklärung dieser Verhältnisse noch einiges getan werden müßte.

Bei Verwendung einer Schaumlunge kann man weitestgehend benetzbare Oberflächen vermeiden. Bei Verwendung einer Film-Lunge hingegen ist es erforderlich, daß die Oberfläche, über welche das Blut als Film ausgebreitet werden soll, benetzbar ist, da es sonst nicht zur Filmbildung kommt.

R. Frey:

Ich danke Herrn Gündel. Es würde uns noch interessieren, ob Sie mit diesem Gerät bereits klinische Erfahrungen besitzen oder nur tierexperimentelle Erfahrungen.

W. Gündel:

Bisher haben wir nur tierexperimentelle Erfahrungen.

L. Barth:

Besteht eigentlich ein großer Unterschied zwischen den Pumpsystemen und der Dispersionsmethode hinsichtlich der Hämolyseerzeugung?

E. Bücherl:

Man kann sagen, die Dispersion von Gas durch Blut steht zeitlich in einer streng linearen Beziehung zur Hämolyse. Wenn man beispielsweise mit einem Liter Gas pro Minute eine Blutmenge von 500 ml eine Stunde perfundiert und bekommt 100 mg % freies Plasma-Hämoglobin, dann sind es nach 2 Stunden ziemlich genau 200 mg%. Insofern ist der Dispersionsoxygenator zweifelsohne mit der Hämolyse von vornherein belastet. Die Arbeitsgruppe um Lillehei hat dem, gewollt oder ungewollt, auch Rechnung getragen, indem der operative Akt sehr schnell abläuft, so daß im allgemeinen Perfusionszeiten von 20—30 Minuten ausreichend sind. Außerdem faßt der Helix eine ziemlich große Menge Blut. Diese Tatsache verlängert natürlich auch die Kreislaufzeit und verringert die Traumatisierung des Blutes, führt also letztlich zu einer geringen Konzentration freien Hämoglobins im Plasma. Wäre die Apparatur z. B. mit 3 Liter Blut gefüllt und das Perfusionsvolumen betrüge 1 Liter pro Minute, dann wäre die Kreislaufzeit 3 Minuten. Bei einer Perfusionszeit von 30 Minuten müßte also jeder Erythrozyt praktisch nur zehnmal durch das ganze System. Man wird deshalb annehmen dürfen, daß Perfusionszeiten bei nicht zu großem Minutenvolumen und entsprechender Kapazität mit einem Dispersionsoxygenator ohne besondere Schwierigkeiten zu schaffen sind. Zweifelsohne wird die Konzentration freien Hämoglobins im Plasma insofern überschätzt, als häufig Vergleiche mit Hämolysezwischenfällen anderer Ursache gemacht werden, was im allgemeinen wohl doch nicht statthaft ist. Es ist auch bekannt, daß Blut mit hohen Plasma-Hämoglobinkonzentrationen einem Patienten wieder reinfundiert werden kann, ohne daß es zu wesentlichen Funktionsstörungen der Niere kommt, sofern die Konzentrationen nicht *Grammprozente* betragen.

Die bisher vergessene Frage: Bei welchen Eingriffen ist eine extrakorporale Zirkulation erforderlich, muß zu einer Abgrenzung gegen die Hypothermie führen. Sind nun beide Verfahren notwendig, oder reicht für alle Bedürfnisse der extrakorporale Kreislauf aus? Ich persönlich glaube, daß wir dahin kommen werden, daß alle intrakardialem Operationen, die unter Sicht des Auges erfolgen müssen, mit Hilfe eines extrakorporalen Kreislaufs angegangen werden. Ich glaube, daß dann die Hypothermie ihren Platz, z. B. bei Verschluß von Vorhofseptumdefekten, nicht mehr behaupten kann und stimme damit mit Herrn ZINDLER also nicht so ganz überein.

KAY in Cleveland hat ohne jegliche Mortalität 20 Vorhofseptumdefekte verschlossen und 15 Pulmonalstenosen beseitigt. Dabei reichen Perfusionszeiten von 12 bis 15 Minuten völlig aus. Es ist eben doch ein sehr beruhigendes Gefühl, gerade während des Hauptvorganges einen meßbaren Blutdruck zu haben und zeitlich unabhängiger zu sein. Hinzu kommt noch die Tatsache, daß in einem gewissen Prozentsatz das Vorliegen eines Vorhofseptumdefektes bekannt ist. Ob es sich dann doch um ein Septum primum oder weitere Anomalien handelt, sieht man erst während der Operation. Sie werden dagegen einwenden, daß in Hypothermie dann mehrere Kreislaufsperren möglich sind, trotzdem wird aber die Situation nie so günstig sein, wie bei guter extrakorporaler Zirkulation.

P. KOKKALIS:

Ich habe neulich eine Arbeit von DONALD gelesen in Annales of Surgery. Trotz Unterbrechung des korporalen Kreislaufs kommt ziemlich viel Blut in den rechten Vorhof, und dieses Blut wird mit einer zusätzlichen Apparatur abgesaugt. Ich möchte mal fragen, wieviel Blut kommt zurück und welchen Weg nimmt es? Sind das lediglich Verbindungen des Koronarsystems mit den Bronchialarterien?

E. BÜCHERL:

Wenn man ganz nahe an den Ostien der Koronarien eine Klemme ansetzt und das Herz mit Kalium stillstellt, ist nicht zu sehen, daß noch irgendwelche Durchblutung im Bereich des rechten Vorhofes stattfindet.

P. KOKKALIS:

Aber in der Arbeit von DONALD, ich glaube, es war in Annales of Surgery, Band 144, wird diese Frage des Rückflusses bei völliger Abdrosselung aller zu- und abführenden Gefäße behandelt, Es ist mir nicht ganz klar, auf welchem Wege dieses Blut zurückfließt.

R. FREY:

Wenn man die Koronardurchblutung auch unterbricht, geht ein gewisser Teil der Vorteile des extrakorporalen Kreislaufs verloren; denn der Herzmuskel wird ja dann auch aus der

Zirkulation herausgenommen. Wenn Sie hingegen die Koronarien durchblutet lassen und das Koronarblut nachher absaugen und in die Maschine zurückgeben, haben Sie eine Durchblutung des Herzens auch während der Unterbrechung seiner Funktion. Wenn diese z. B. eine Stunde dauert (das ist wohl die längste Zeit, die, so viel ich übersehe, eine Herz-Lungenmaschine angeschaltet war), so haben Sie eine bessere Erhaltung des Myocards. Andererseits sind auch hier Nachteile vorhanden: Wenn Sie die Koronarien durchblutet lassen, und Sie schalten die Maschine ein, so müssen Sie das Herz relativ schnell eröffnen, da es sonst durch die große Menge des zurückfließenden Koronarblutes dilatieren könnte. Also auch da sind Schwierigkeiten. Außerdem stört das zurückfließende Koronarblut die Sicht. Vielleicht kann man mittels retrograder Durchblutung (vom Sinus coronarius aus) weiterkommen.

B. Hölscher:

Ich möchte erwähnen, daß, wenn die Koronarien nicht durchströmt werden, natürlich noch Blut über die Bronchialarterien in den Lungenkreislauf zurückkommt. Über Anastomosen im Lungenkreislauf kommt es über die Lungenvenen wieder zurück zum Herzen, und zwar vornehmlich zum linken Vorhof. Das meiste Koronarblut, das durch den Koronarvenen-Sinus zurückfließt, kommt ja bekanntlich vom linken Ventrikel, das sind ungefähr 60%. Der übrige Anteil des Koronarblutes kommt direkt durch die Thebesischen Venen in die einzelnen Herzhohlräume hinein, weil die Thebesischen Venen direkt in die rechte Kammer hineinmünden, und ein Teil kommt auch direkt in die linke Kammer hinein. Es sind also nur ungefähr 60% von dem Koronarblut, das durch den Koronarvenen-Sinus zurückfließt.

R. Frey:

Man darf die Menge des auf diesem Wege zurückströmenden Blutes nicht unterschätzen. Es sind erhebliche Mengen (bis zu 20% des Herzminutenvolumens), so daß das Herz rasch dilatiert, wenn man nicht aufpaßt, es eröffnet und das Blut absaugt.

B. Hölscher:

Es ist wichtig, die Dilatation zu vermeiden. Nach der Herzeröffnung kann das Blut, solange der Defekt nicht geschlossen ist, natürlich herausfließen.

R. Frey:

Ohne die zusätzliche Absaugung verliert man so viel Blut, daß man dauernd gezwungen wäre, die verlorenen Blutmengen zu ersetzen. Von vollkommenen Maschinen muß man daher fordern, daß eine Möglichkeit zur Absaugung des Koronarblutes besteht.

M. Holmdahl:

Mich interessiert noch ein physiologischer Gesichtspunkt. Warum wird durch die extrakorporale Zirkulation das Blut zerstört und warum hat man hinterher so viele Komplikationen, vor allem bei Hunden? Es ist schwierig, überlebende Hunde zu erhalten. Aber auch beim Menschen bestehen solche Schwierigkeiten. Nach extrakorporaler Zirkulation ist die O_2-Trägerfunktion der Erythrozyten herabgesetzt. Man hat daher vorgeschlagen, nach extrakorporalen Zirkulationsoperationen eine Austauschtransfusion vorzunehmen.

R. Frey:

Diese Schädigung der Erys findet nicht nur durch den Vorgang der Oxygenierung statt, sondern auch durch die Art der verwendeten Pumpe: Wenn das Blut etwa 30-, 40- oder 60 mal durch die Pumpe hindurchläuft, so wird bei manchen Pumpen sehr viel Hb aus den Erys freigesetzt. Die geringste Hb-Freisetzung findet meines Wissens bei der schwedischen Pumpe, die in Stockholm entwickelt worden ist, statt. Da sind die Prozentsätze nur vielleicht 20% von dem, was bei anderen Systemen, der Fingerpumpe z. B., freigesetzt wird. Wenn das Vorratsgefäß sehr groß und der Durchfluß entsprechend gering ist: 10- bis 20mal kann das Blut durchaus auch mit dieser Fingerpumpe umgetrieben werden.

E. Bücherl:

Es ist gerade bei dieser Art von experimenteller Chirurgie am Hund meist wesentlich schwieriger, so viel zu erreichen wie beim Menschen. Wir sehen ja häufiger, daß diese vorgeschädigten Herzen, die unter ganz anderen Ausgangsbedingungen gewohnt sind zu arbeiten, viel mehr aushalten als das Hundeherz. Gerade beim Hund wird ja schon eine beidseitige Thorakotomie schlecht vertragen.

Kurz noch etwas Technisches: Eine gewisse Chance bei Verschluß eines Defekts, das Reizleitungssystem mit einzunähen, hat man natürlich immer. Dieser Zwischenfall ist prognostisch recht ungünstig. In der New York University Medical School versucht gerade eine Arbeitsgruppe mit Hilfe von kleinsten Nadelelektroden den Defekt jeweils genau abzugreifen, um feststellen zu können, in welcher Gegend die Naht am besten und sichersten erfolgen kann.

Im großen und ganzen hat es heute schon den Anschein, als würden postoperative Komplikationen nur noch zu einem geringeren Teil der Maschine zur Last zu legen sein. Im allgemeinen sind es mehr die biologischen Veränderungen, die dabei eine Rolle spielen. Auch die ganz abrupt nach unserer Meinung „normalisierte" Hämodynamik mag einen Teil dazu beitragen. Man muß immerhin bedenken, daß in solchen Herzen der Blutstrom 5—10, oder sogar mehr Jahre solche abnormen Wege floß und nun plötzlich neue zu nehmen gezwungen wird.

Zum rein technisch Operativen möchte ich zu den Ausführungen von Herrn Frey nochmals betonen, daß letztlich der komplette Herzstillstand das Arbeiten doch so wesentlich erleichtert, daß eventuell temporär auftretende Rhythmusstörungen in Kauf genommen werden können. Gerade bei hochsitzenden Defekten ist es häufig schwierig, sich über die Lokalisation der einzelnen Teile ein genaues Bild zu machen. So kann es besonders mühevoll — und bei schlechter Sicht praktisch unmöglich sein, einen hinten und hoch gelegenen Ventrikelseptumdefekt so zu vernähen, daß die arterielle Ausflußbahn nicht eingeengt und außerdem kein Segel der Tricuspidalklappe mitgefaßt ist. Schließlich kann die Operation bei guter Übersicht ja auch wesentlich verkürzt werden, so daß die extrakorporale Zirkulation nur für kürzere Zeitdauer erforderlich ist.

Denkbar wäre allerdings der Weg, bei koronarer Perfusion den Ventrikel erst zu eröffnen. Handelt es sich um einen einfachen Defekt, der schnell und einfach zu verschließen ist, so kann ein Herzstillstand nicht notwendig sein. Sofern aber der operative Eingriff schwieriger wird, könnte dann noch das Herz zum Stillstand gebracht werden?

R. Frey:

Ich stimme Herrn Bücherl durchaus zu, daß es leichter ist, am vollkommen bluttrockenen Herzen zu operieren. Man wird nur dann ein gewisses zeitliches Limit setzen müssen, wie lange man die koronare Durchblutung unterbrechen kann. Wir wissen noch nicht, in welcher Größenordnung diese Zeit liegt.

Schlußwort:

Wir haben den neuesten Stand der Forschung auf dem Gebiete der Hypothermie und der Herz-Lungenmaschine gehört. Möglicherweise liegt die Zukunft nicht in einem Wettstreit, sondern in einer Kombination dieser beiden Methoden. Mögen uns die nächsten Jahre durch sinnvolle, koordinierte, gemeinsame Forschung weiterbringen, unseren Patienten besser als bisher zu etwas zu verhelfen, das mit das Wichtigste im Leben ist: zu einem guten Herzen.

Und auch Ihnen wünsche ich — ebenso wie denjenigen, die das Schicksal unseres Planeten in den nächsten Jahren in den Händen haben — ein gutes Herz.

Darf ich, verehrter Herr Professor LOHMANN, Herr Professor GUMMEL und lieber Herr Kollege BARTH, mich zum Sprecher der Teilnehmer machen: Wir gratulieren Ihnen zum ausgezeichneten Gelingen Ihres Symposions. Dieses hat gezeigt, daß bei einer offenen und freien Diskussion von wirklich sachverständigen Leuten im engeren Kreise bisweilen mehr herauskommen kann als bei manchem Mammutkongreß. Und wir danken Ihnen für die freundliche Einladung und die überströmende Gastfreundschaft, die Sie uns wieder erwiesen haben.

Prof. Dr. H. GUMMEL:

Schlußwort:

Sehr verehrter, lieber Herr Vorsitzender, mir fällt die angenehme Aufgabe zu, Ihnen allen, meine Herren, im Namen des Herrn Sekretars der Medizinischen Klasse unserer Akademie herzlich für Ihren Beitrag zum Gelingen dieses Symposions zu danken. Die Mitglieder unserer Sektion für Chirurgie sind mit großem Interesse Ihren Ausführungen gefolgt. Die Entwicklung der Anästhesiologie liegt uns sehr am Herzen. Es besteht kein Zweifel darüber, daß in den letzten Jahren sich in der Vertiefung der Kenntnisse sowohl in der Praxis als auch in der Theorie der anästhesiologischen Probleme vieles gewandelt hat.

Wenn ich an die Zeit zurückdenke, in der ich bei Eintritt in die chirurgische Klinik vor über 20 Jahren ziemlich unvermittelt, und wie ich nun sagen muß auch unbemittelt, mit der Ausübung einer Narkose betraut wurde, so verfolgen mich diese Narkosen auch heute noch und werden zu Alpträumen. Wie gesagt, das ist über 20 Jahre her, und daß sich seitdem Grundsätzliches geändert hat, haben wir mit Freude den ernsten Diskussionen zur Verbesserung der anästhesiologischen Probleme entnehmen dürfen.

Chirurg und Anästhesiologe vereinen sich miteinander zur besseren Beherrschung des operativen Eingriffs. Unter dem Dach der allgemeinen Chirurgie arbeiten beide freundschaftlich und eng zusammen zum Wohl der uns anvertrauten Patienten.

Wenn dieses Symposion diese Tatsache zum Ausdruck brachte und richtungweisend ist auch für die Zukunft der Arbeit, — dann war es gut.

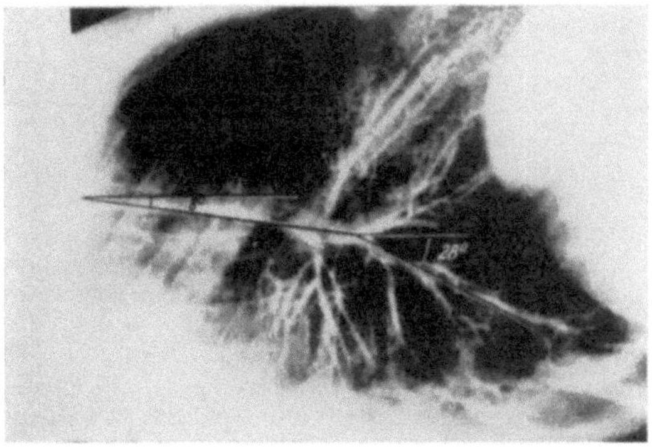

Abb. 13a. Bronchographie in Rückenlage bei einem 12jährigen Jungen. Die Neigungswinkel von Trachea und Unterlappenbronchus sind eingezeichnet

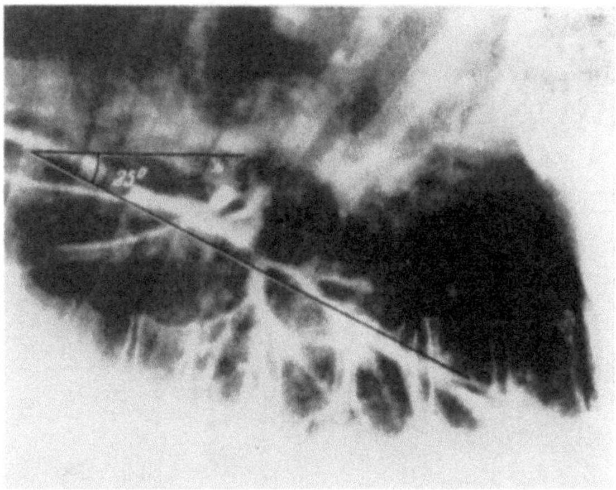

Abb. 13b. Bronchographie in Rückenlage bei einem 54jährigen Mann. Größere Neigungswinkel beim Erwachsenen

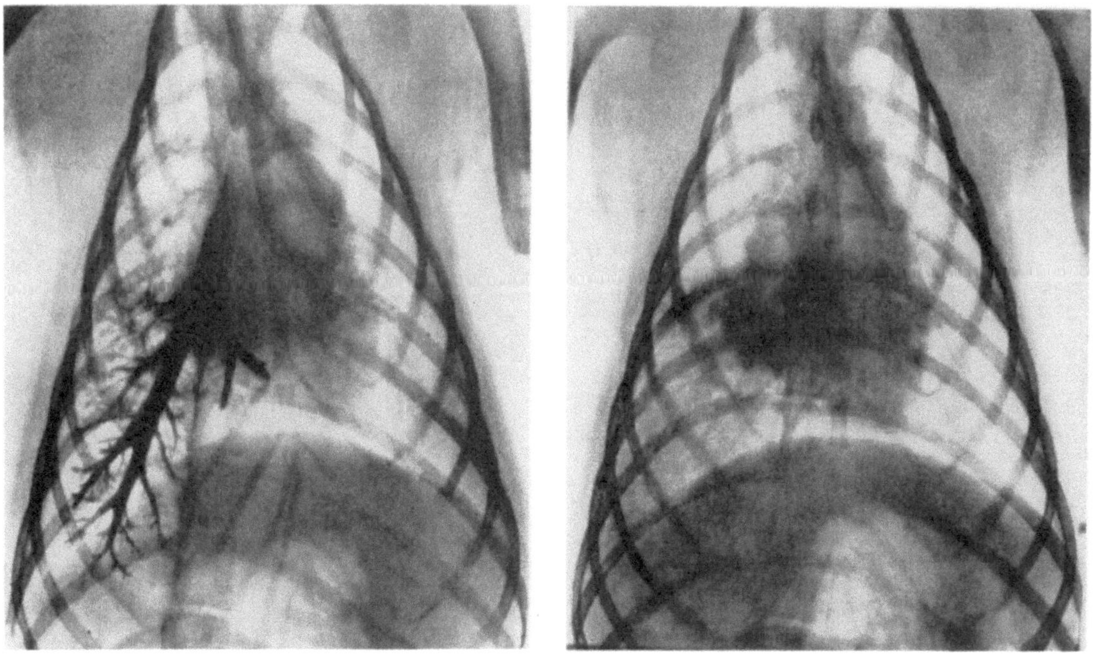

Abb. 14. Thoraxübersichtsaufnahme eines curaregelähmten Hundes in Morphin-Trapanalnarkose mit Jodipinfüllung der rechten Bronchialbaumes. a vor und b nach drei künstlichen Hustenstößen

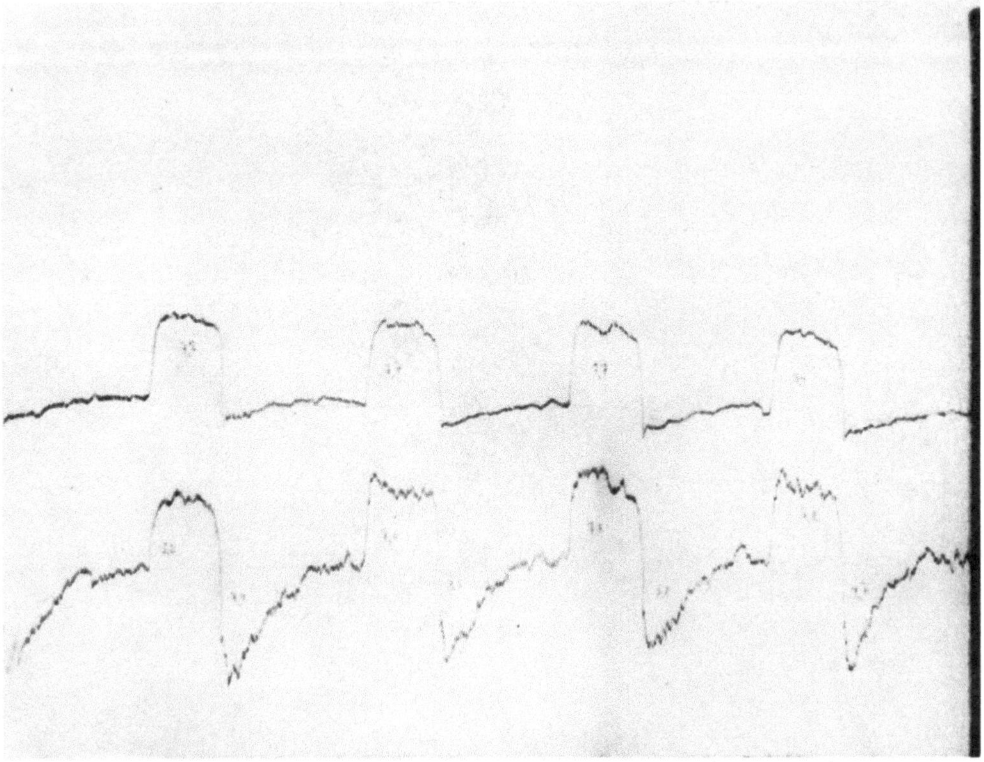

Abb. 27. Doppelseitiges Pneumotachogramm bei künstlicher Beatmung und geschlossenem Thorax

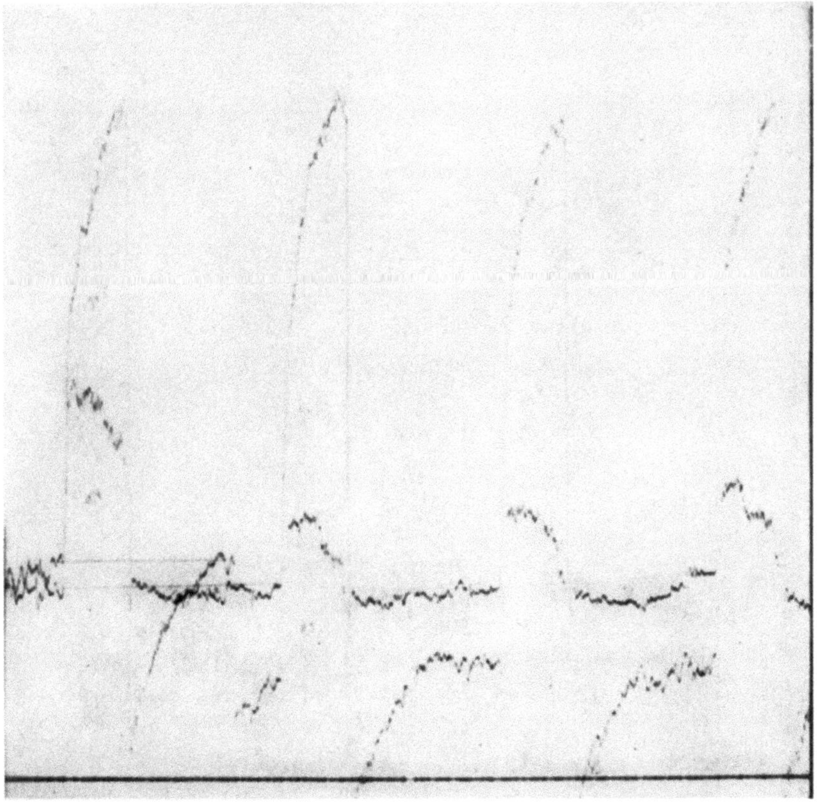

Abb. 28. Doppelseitiges Pneumotachogramm bei einseitig offenem Thorax. Beachte Vergrößerung des Flächenintegrals auf der Seite der Thoraxeröffnung

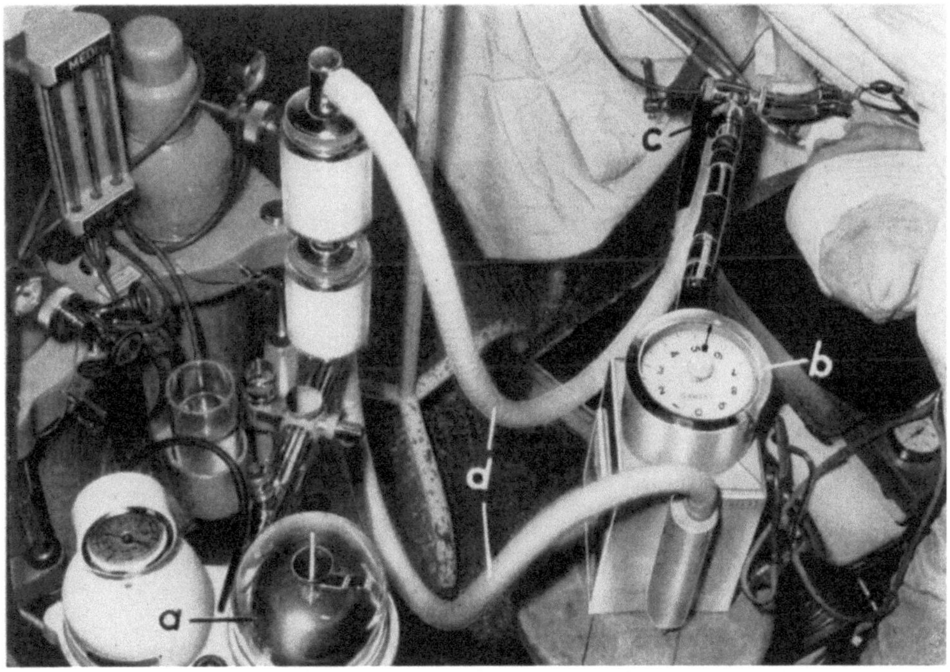

Abb. 31. Versuchsanordnung zur Bestimmung der Ventilation bei künstlicher Beatmung. a) Pulmomat, b) Gasuhr, c) Y-Stück mit Ventilen, d) mit Stahldrahtspirale versteifte starre Atemschläuche

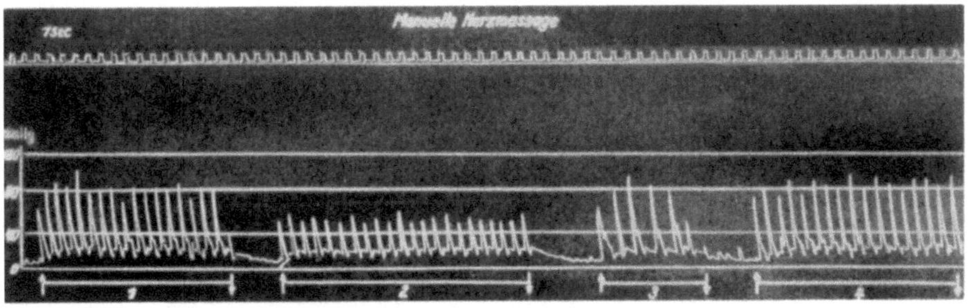

Abb. 40. Fehlerhafte und richtige manuelle Herzmassage

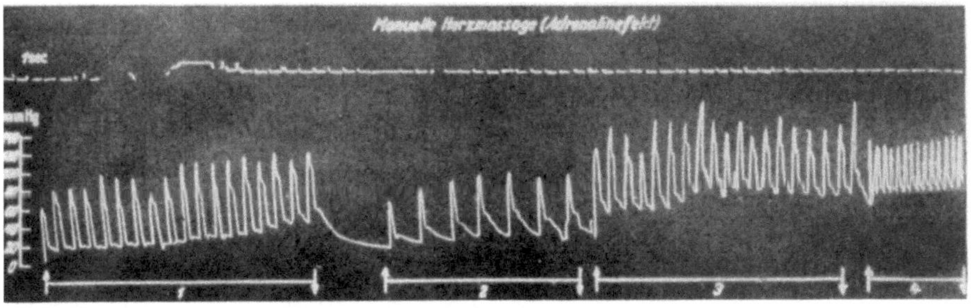

Abb. 41. Fehlerhafte und richtige manuelle Herzmassage nach intrakardialer Adrenalingabe

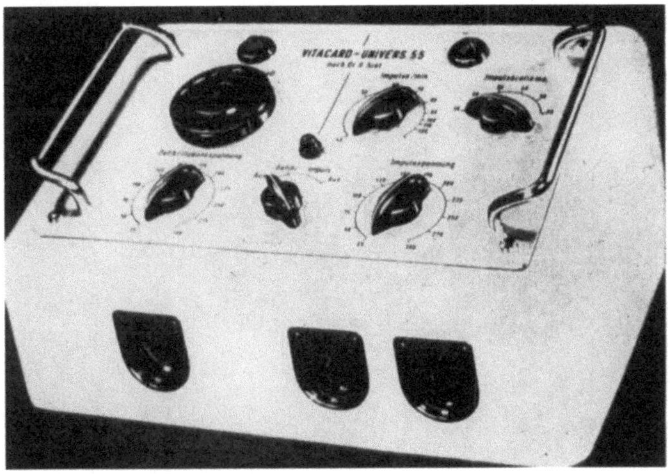

Abb. 42. Elektrisches Herzwiederbelebungsgerät

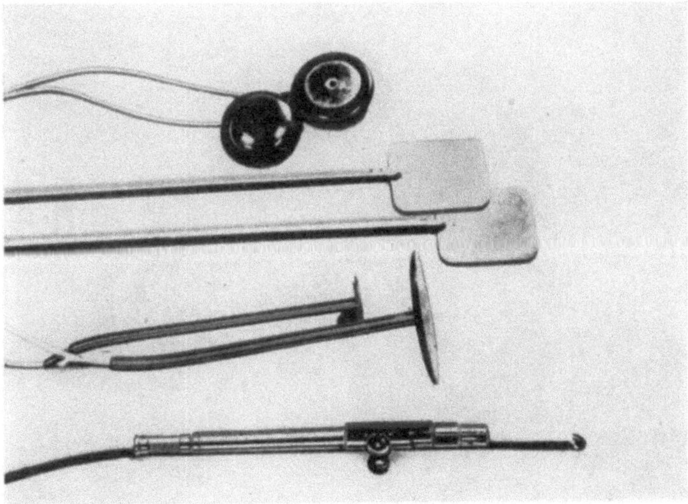

Abb. 43. Die verschiedenen Elektroden zur elektrischen Herzwiederbelebung

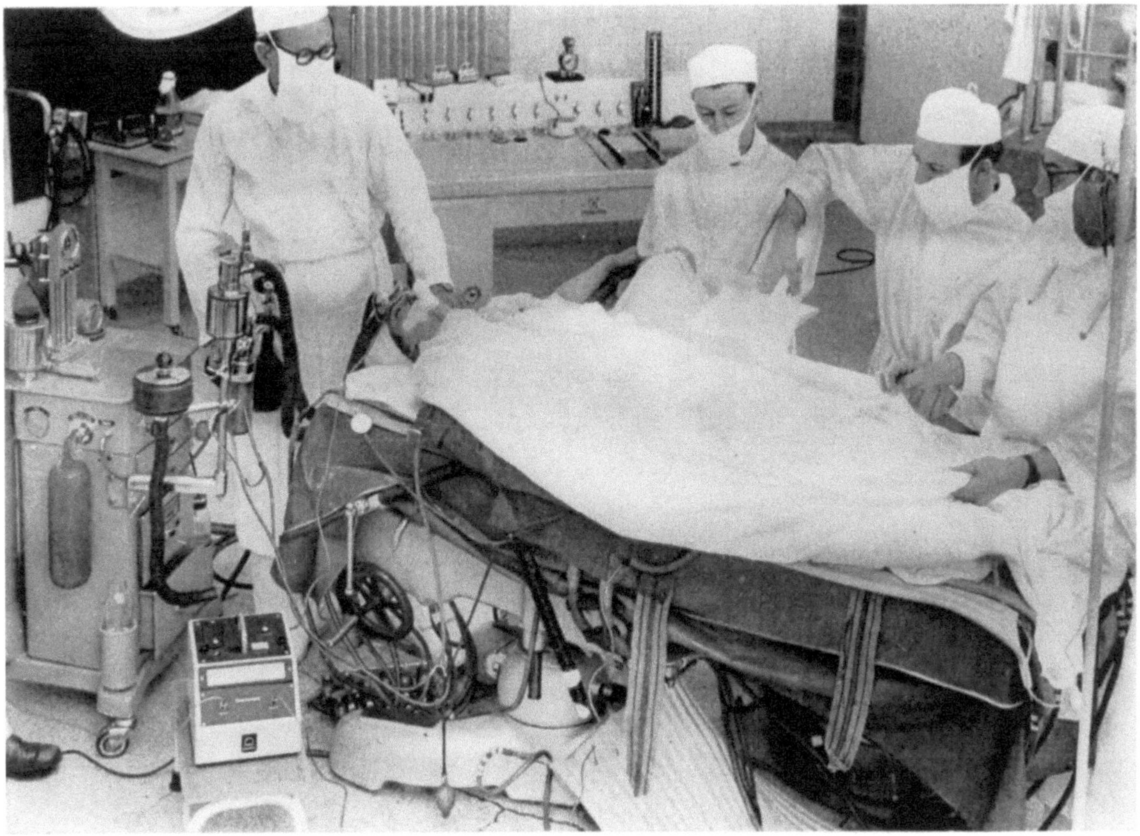

Abb. 54. Narkotisierter Patient wird in die Eispackung eingehüllt

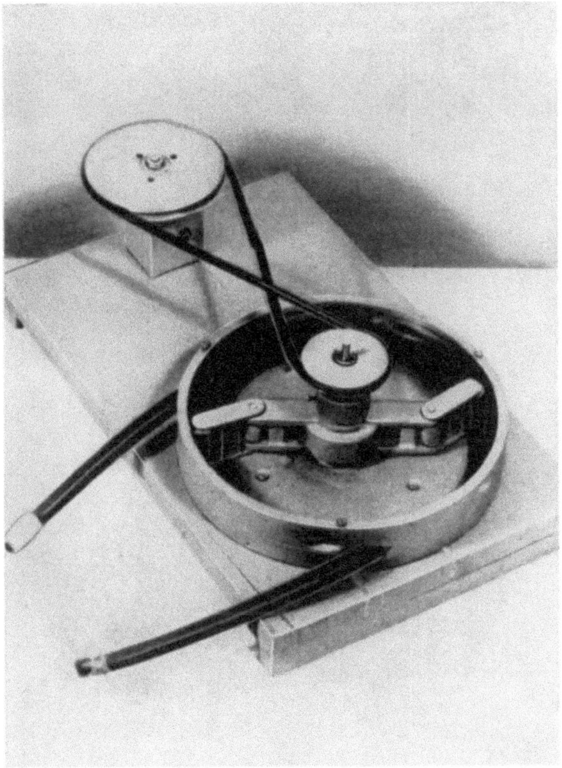

Abb. 57. Typische Rollenpumpe

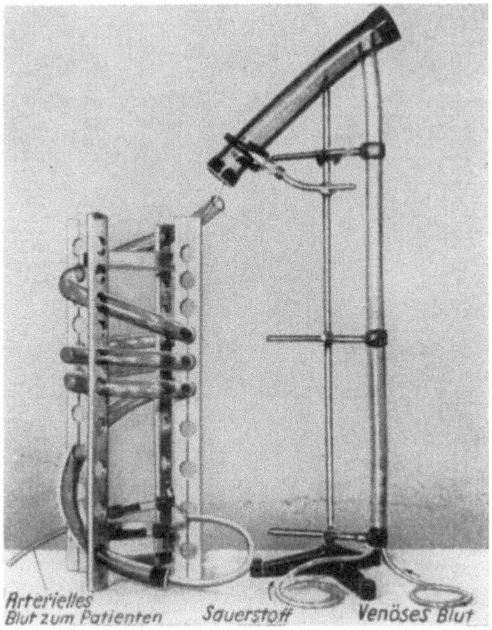

Abb. 59. Dispersionsoxygenator nach De WALL-LILLEHEI

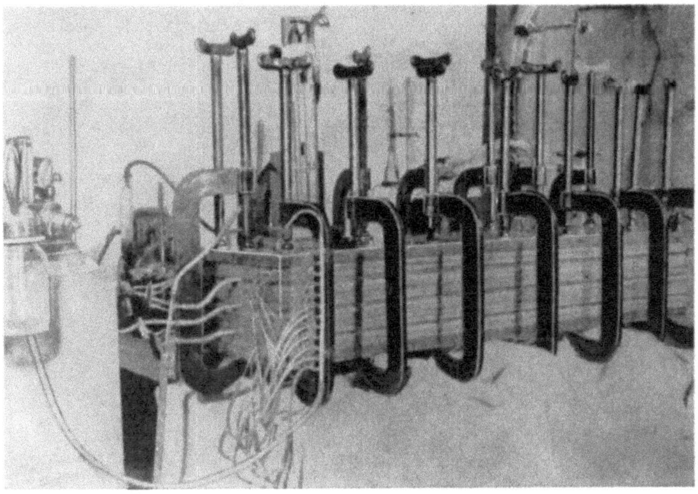

Abb. 60. Membranoxygenator nach CLOWES

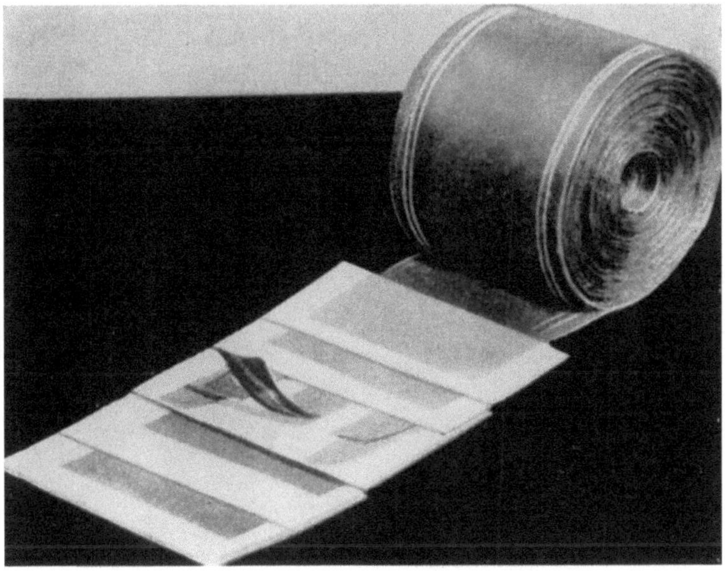

Abb. 61. Membranoxygenator nach KOLFF

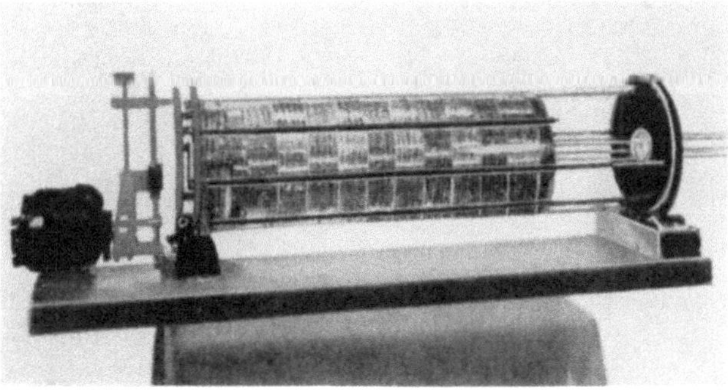

Abb. 62. Oxygenator mit rotierenden Scheiben

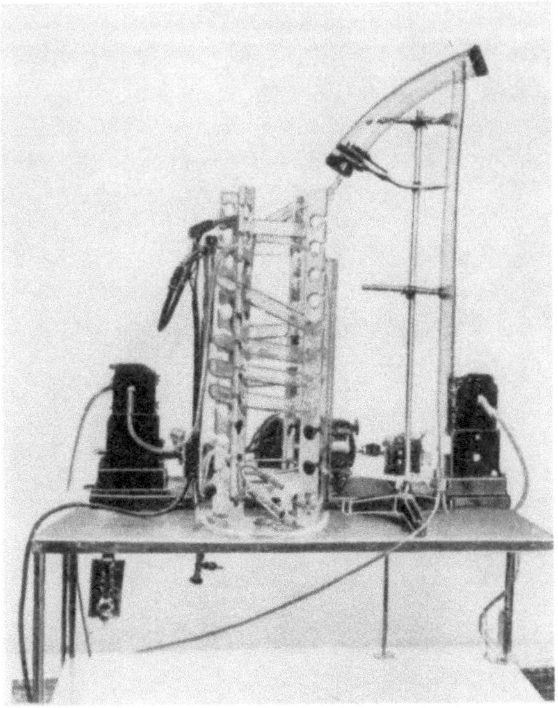

Abb. 63. Einfaches Pump-Oxygenatorsystem nach LILLEHEI und Mitarbeitern (Fingerpumpe und Dispersionsoxygenator mit erforderlichen Schlauchverbindungen)

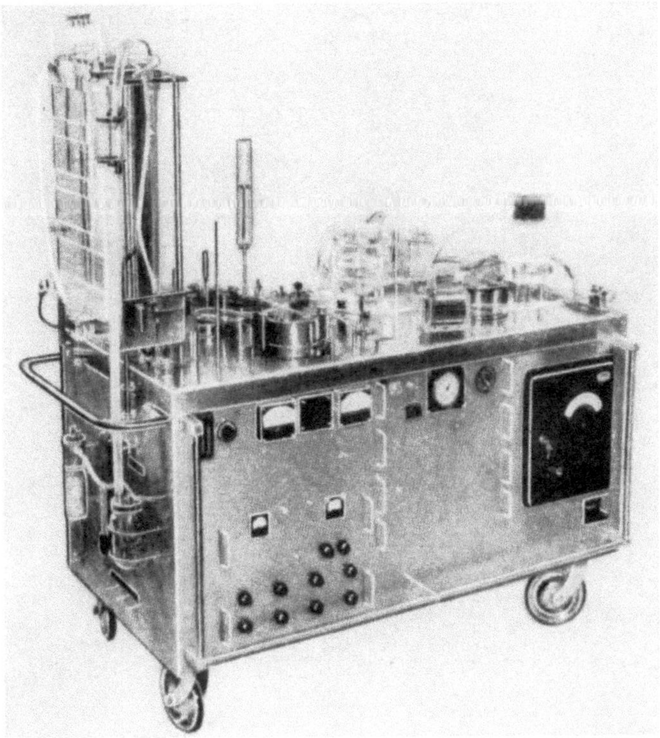

Abb. 64. Herz-Lungensystem nach GIBBON — Mayo Klinik

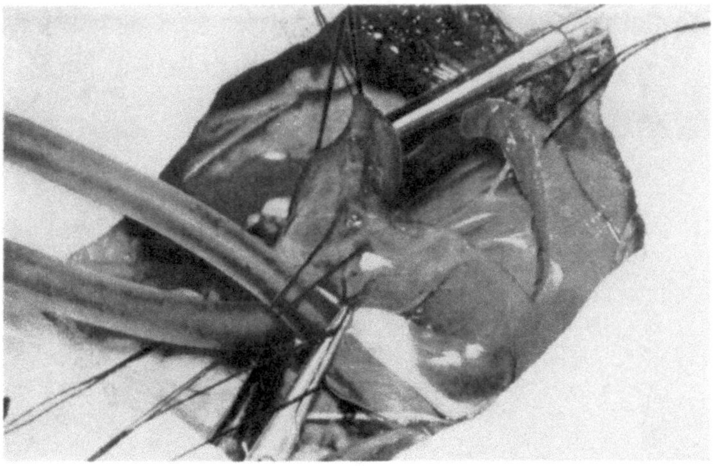

Abb. 67. Stillstehendes Herz mit eröffnetem und blutleerem rechten Ventrikel (2 venöse Abführungsschläuche)

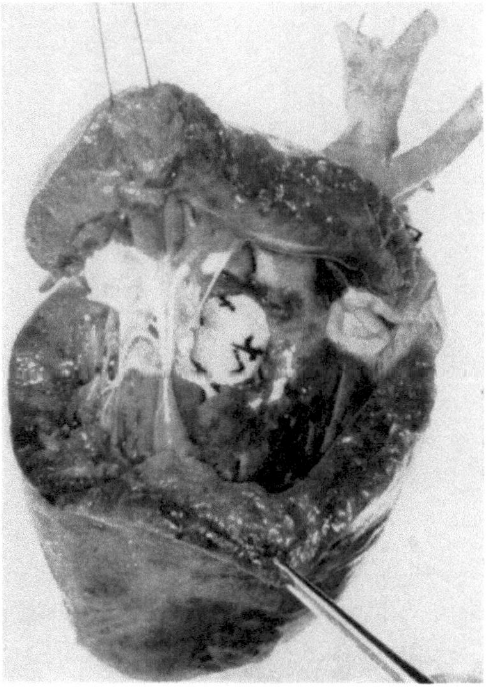

Abb. 68. Verschlossener hochsitzender Ventrikelseptumdefekt bei 6 Monate altem Kind. Der vordere Anteil des septalen Segels der Tricuspidalklappen bedeckt primär den posterioren Defektrand und erschwert so sowohl die Sicht wie den Verschluß (Ivalon Prothese)

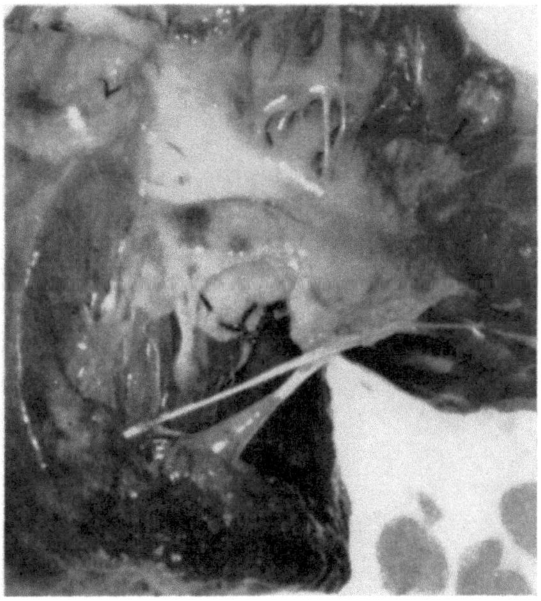

Abb. 69. Verschlossener hochsitzender Ventrikelseptumdefekt. Ivalonprothese zwischen zwei Tricuspidalsegeln sichtbar

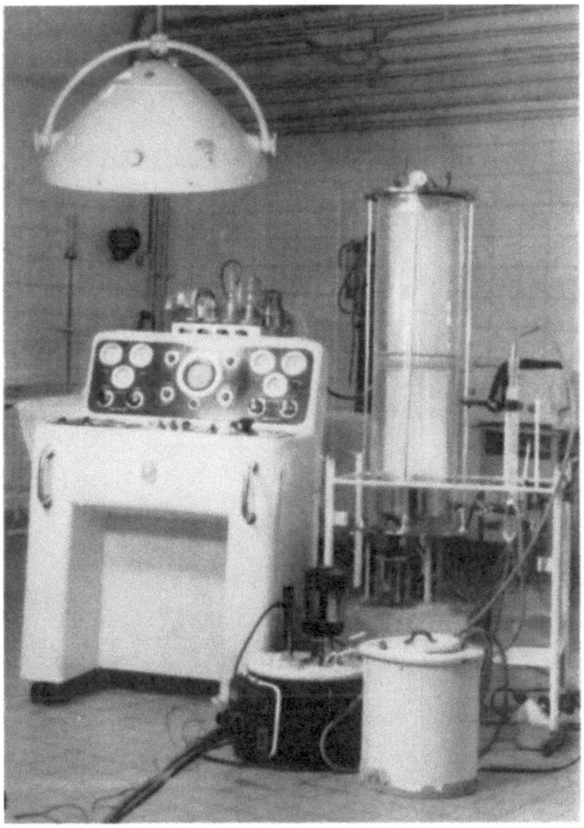

Abb. 71.
Photographie des Herz-Lungenapparates

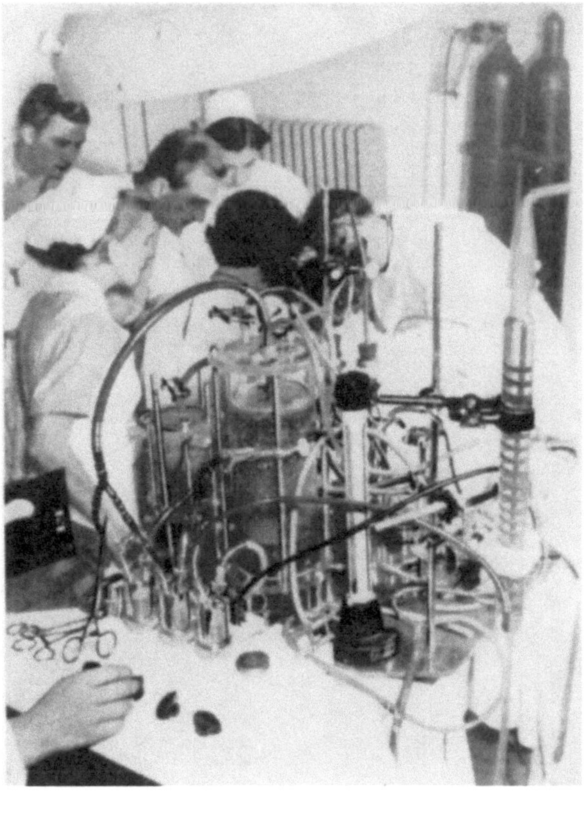

Abb. 73.
Schaumlunge in Betrieb (Tierexperiment)

BERICHTIGUNG

Seite 33, 12. Zeile v. u.: statt „Grabstelle" lies „Grabstele"

Seite 34, 9. Zeile v. o.: statt „peripheren Atemlähmungen"
lies „bulbären Atemlähmungen"

2001/58/III/1 Anästhesiologie

FSC
www.fsc.org
MIX
Papier | Fördert
gute Waldnutzung
FSC® C083411

Kolibri 360 GmbH
Ferdinand-Jühlke-Straße 7
99095 Erfurt, Deutschland
produktsicherheit@kolibri360.de